からだが不調なら
冷えをとりなさい

小林詔司

飛鳥新社

まえがき

令和三年八月現在の日本の人口は、一億二千五百三十万人。その内、心身の悩みなく毎日を快適に過ごしている人はどのくらいでしょうか。自分の周りの人と少し話を交わしても、いかに人は心身のことで悩んでいるかがわかります。

そのように人の数ほど体の悩みはあるのですが、どうしてそうなるか、どうしたらよいかについて、自分で判断し実行できる人は意外と少ないものです。

私の扱う治療手段は鍼《はり》と灸《きゅう》ですが、これらの道具には非常に優れた一面があります。奇異に思われるかもしれませんが、人体を動かしている生命という力に影響を及ぼすことができるからです。

人は地球上に存在していますが、これは宇宙にある見えない生命が受精によって具現化した状態で、さらにそれが人体という形と成って母胎から生れ出たものです。つまり人体に触れることは生命に触ることに等しいと考えられるのです。人体に異状があれば、それを人体という物質の異状と捉えないで、生命の異状と観《み》る。つまり、体に触れる鍼・灸という治療手段は生命に触れている、とすることができるからです。

人体を物としてみないということは科学的には受け入れられないことで、奇妙としかいえません。しかし鍼灸という手段で体に触れるだけで、病める人の状況を好転させられるのも事実です。


ところで生命の生命たる所以《ゆえん》は何かといえば、それは温かいことです。

生命の状況は温かさで判断できます。三十六度以下を低体温、三十七度以上を発熱としますが、生命の状況を安定させるには冷やさないことに尽きます。体は冷えると熱を調節する力も弱まり、発熱にもつながります。生命が冷えるか否か。それは一人ひとりの生活の仕方にかかっているのです。

この頃は新型コロナウイルスとワクチンの話題でもちきりですが、こういう時こそ、各人においては、生活の中に体を冷やす要因を作らないことが求められます。

病気の発端はいつもその人の生活の中にあるわけで、それを避けるには、体を冷やさない生活の仕方を工夫し会得《えとく》するのが一番。

体が冷えなければ、物事の判断力、行動力、逆境での耐久力などが失われず、いわゆる自己免疫力が高まるといえます。これは一時的なことではなく、これからの人生を快適に生きていくにも非常に重要な養生法となります。

人は自分の個々の症状で悩みますが、私が治療家として人体を診る時はいつも全身を対象としています。個々の症状はその人の生命力の弱りを現わしていると読めるからです。当然のことながら、このような診方《みかた》はどの病気にも当てはまると考えています。

人々の心身の健康を心から願わざるを得ません。

ジンジャーの花香る　太子堂鍼灸院にて

著者　識《しるす》

からだが不調なら　冷えをとりなさい　目次

第一章 なぜ体を冷やしてはいけないのか

第二章 自然と共生する日本人の健康的な暮らし方とは

第三章
私の養生訓

第四章
症例集

第五章 私の鍼灸のあゆみ

第一章

なぜ体を冷やしてはいけないのか

1 飲むなら白湯《さゆ》、あらゆる不調は冷えからくる

「朝起きてすぐにコップ一杯の水を飲むことが健康によい」という説があります。

そもそも「物を体内に入れる」ということは、体のなかにある力を養うということが基本にあります。平たくいえば、「疲れをとる」わけです。

しかし、熱＝体力であることを考えれば、冷たい水を体内に入れれば体の熱は奪われ、体力が落ちることになる。

だから私の考えでは、飲むのは水ではなく「白湯《さゆ》」、湯冷ましのことです。

理由は二つあります。一つは余計な物質が入っていないこと。

体内に物が入れば刺激されて熱を使う。熱を使うとは、つまり体力を消耗させているわけです。何も入っていなければ、そういった余計な力を使わなくてすむ。お茶やコーヒーでも、少しとはいえ物質が入っているわけですから、熱を消耗することに変わりありません。何も入っていないものが一番いい。「だったら水でもいいではないか」と思いがちで

すが、水は冷たく、白湯は温かい。これが二つ目の理由です。

朝起きた時、まだ体の活動がはじまっていませんから、体内に熱が産生されていない。熱を生みだすためには食事をとらないといけないのですが、その産生活動のウォーミングアップとして白湯が一番適しているのです。

よく、起きた時に蒲団《ふとん》のなかで手足を動かすのがいいといいますが、あれと同じ理屈です。

白湯の温度ですが、体温より少し高い四十度くらいを目安に、あとは個人の好みに合わせてください。ただし、あまり熱いお湯だと局所に対して刺激が強すぎて、体全体とのバランスが取れない。全身にしみ入るように熱が入っていくのがいいのです。

量はコップ一杯でも多い。半分くらいで大丈夫です。まぁ、これも個人差があるので、厳密に定めるものではなく、各々で判断してください。

そもそも、口にする食べ物に悪いものなんてありません。生きていくうえで全て薬になる。重要なのは、どういう時に必要なのか、またどの程度の量が必要なのか、ということです。

たとえば、「一日二リットルの水を飲むといい」という健康法がありますが、これはとり過ぎです。むろん、運動などのあとにのどが乾いた場合などは飲んだほうがいい時もありますが、体内に入れた水は体温まで温められる。つまり、そのぶん熱が奪われるわけです。だから、水の飲み過ぎは体力の消耗につながる。

よって、たとえ夏であっても、水分補給のために飲むのならば白湯が一番いいのです。お茶やジュースなどでないほうがいい。

最近は多くの人が自動販売機やコンビニなどで売られている水を飲んでいます。しかし、これらの水は外国製が多く、硬水です。日本の水は世界では珍しい軟水で、日本人には体質として軟水がもっとも合っている。

硬水は日本人の体には少しとはいえ負担がかかる。だから、飲むならば日本の水を温めて飲むのが一番なのです。

最近は日本人の平均体温（平熱）である三十六度以下の体温の低い人が増えています。体温が低いとは、すなわち生命力が落ちているのと同じです。この原因は生まれつきのものもありますが、食生活が大きくかかわっているとみています。

たとえば、昔の人は井戸水を飲んでいましたが、井戸水はだいたい十八度くらいに保たれている。そのため夏は冷たく、冬は温かく感じる。水が一定の温度で保たれているので、体や気温の状態がよくわかりました。

ところが、いまは冷蔵庫でキンキンに水を冷やすことが多い。子どもはのど越しがいいので冷たい水を欲しがりますが、そんな冷えた水ばかり飲めば体の内から冷えてしまいます。この時に、親が水ではなく白湯を飲ませれば体温が下がることはなく、生命力も上がるのです。

子どもは嫌がるかもしれませんし、何も白湯ばかり飲ませろというわけではありません。そこは臨機応変でいい。ただ、親の習慣、親の意志次第で子どもの生命力が変わるといっていいと思います。

2 大切なのは何を食べるかよりも、どう食べるか

冬になると、みかんを食べる機会が増えます。ビタミンCが多いので、むしろ健康にいいと考えている人が多いのではないでしょうか。しかし、実はみかんは気をつけなければならない食べ物なのです。

柑橘類《かんきつ》はすっぱい、つまりお酢（酢酸《さくさん》）が入っています。たとえば、お寿司では酢飯を使いますが、これはなぜかというと、生の魚に対してお酢の防腐・殺菌作用を利用しているわけです。そして防腐とは、細胞の活動を抑えることです。

では、そのお酢を人間が摂取したらどうなのか。人間の体内にも当然、細胞も菌も存在しているのだから、酢が影響しないわけはない。同じように細胞の活動は抑えられます。酢酸自体は体にいいものですし、一定量をとることはプラスになるでしょう。ところが、問題はとる量です。

私の鍼灸院《しんきゅう》に通っている七十五歳の女性は、ある時、体中が痒《かゆ》くなってしまいました。医者に診てもらっても原因がわからない。本人も覚えがないという。私のところで毎週のように治療を受けているのだから、こうなる原因はどこかほかに必ずある。

そこで、毎日食べているものを逐一チェックしてみたら、みかんが大好きで、なんと一年中、毎日二、三個食べていたのです。いくらなんでも食べすぎでしょう。大好きなものを止めるのは抵抗があるでしょうが、なんとか止めさせたら、二週間ほどで治りました。

今の時代、普通の食事をしていれば、基本的に栄養は足りているのです。栄養不足になんてなりません。「ビタミンCを取るために」と、みかんを率先して食べる必要はないのです。

ところが、「果物は体にいい」という、信仰にも似た考えが一般的には広まっています。たしかに、果物は体に悪いものではないでしょうが、その成分である中身をきちんと理解しておいたほうがいい。

それにほとんどの人が、いまは冷蔵庫で果物を保存しています。そうすると、ただでさえ冷たい果物が冷えすぎてしまって、それを食べると体の熱が奪われてしまう。このことも体の痒《かゆ》みの原因になるのです。果物は常温で保存し、傷まないうちに食べるのが一番いいのです。

病とは、何かがその人を病気にさせたのではなく、その人が自分で病気になった。つまり、病気の原因というものは、その人自身の生活のなかにあるものです。ですから、大原則として、病気になったら好きなものが原因であると考え、それを控えることからはじめてみるといいでしょう。

これは食べ物に限った話ではありません。徹夜マージャンをよくするならそれが原因だろうし、長く座ってパソコンをしている人ならその姿勢が問題かもしれない。好きなものとは、すなわちその人の性格からくるもので、知らず識《し》らず、体の負担になっているのです。

つまり、いわゆる治療をしなくても、食べ物や生活を見直すだけで改善されることがあるということです。そのためにも、普段から自分の生活をきちんと観察しておく必要があるのです。朝、駅まで歩くと疲れるかどうか、眠りが浅いかどうか……、その時に前の日の食生活などを振り返ることで、病気の原因や体調がどうなっているかがわかるわけです。

逆にいえば、自分の体を観察し、体調を把握しておけば、病気にはならないし、なってもすぐに対応できる。

今のお医者さんは、あまりこういうことをいいません。「病気にならないように」という発想よりも、「この病気にはこうしよう」という考えなので、どうしても後手後手に回ってしまう。本来は、予防医学としてやっておくべきことなのです。

それと、病院では検査結果が完全に正常値にならないと「治った」といわない傾向にあります。しかし、我々鍼灸の世界では「今日はここまで治った」と治療の経過をいいます。それが、日常的に生きる励みにもなるからです。

話を戻すと、私はみかんを食べるなといっているのではありません。日本のみかんはおいしいし、たしかにビタミンCも多い。

食べて駄目なものはないのです。ただ、その人によって、また体調や状況によって、良い、悪いは変わってくるということをいつも頭に入れておいてほしいのです。

3 風呂は体を冷やす？

日本人の風呂好きは有名ですが、裏を返せば、多くの民族は風呂に入らないということです。特に、毎日のように入っているのは、おそらく日本人だけではないでしょうか。

風呂に入らないと不潔で臭くなる、と思っている人が多い。しかし「垢《あか》で死んだ者はいない」という表現があるように、風呂に入ることは必ずしも健康とは一致しません。

垢の臭いは、洗わないと臭うと思う心理面が強く、民族的な体臭は風呂に入っても消えるわけではありません。全員が同じ臭いを発していれば気にならないでしょう。

そもそも、体をゴシゴシ洗うことは、あまりよくありません。体の表面には皮脂腺があり、常に脂を分泌して肌を保護しています。体を洗うのであれば、ごわごわしたタオルなどで強く擦《こす》るのではなく、石鹸で汚れだけを取るような洗いかたが良い。最近では、手指だけで体を撫《な》ぜるように洗う人が増えているそうですが、実はこれは理にかなっているのです。

風呂に入れば、皮膚はもちろん内臓まで温められ、あるいは蒸されて組織が緩む。ここまでは良いのですが、注意しなければならないのは、風呂から出たあとです。

東京辺りでは、夏でも外気温が三十六度以上になることはそれほどありません。つまり、基本的に外気温は体温よりも低いのが普通です。風呂で温まった体で外に出ると、冷気が体に入りやすくなる。つまり、体が冷えるわけです。

それに加え、風呂上がりは熱さでのどが渇くので、冷たい飲み物を飲みがちです。組織が緩んでいるから、冷たい飲み物は十分しみわたり、さらに体を冷やすことになります。

病の究極の原因は、体が冷えることにあります。死体を非常に冷えた体の状態と考えれば、病むことは死の方向に体が向いていると考えられます。ですから、体を冷やすことは極力避けたほうが良いのです。

では、風呂から出て体が冷えないようにするにはどうしたら良いか。

よく温泉にあるように、熱い湯船に入ったあとで、水風呂に入るのが良いでしょう。水をかけることで、緩んだ皮膚がひきしまります。古代ギリシャやローマでは、水風呂に入ることは一般的だったそうです。

むろん、水風呂は一般家庭にはないので、風呂から出る時に体に水をかけるようにします。全身にかけるのが一番ですが、慣れないうちは足元だけとか、膝から下など部分的にかける。また、水の温度もいきなり冷水にせず、ぬるめのものからだんだん冷たくしていき、体を慣らしながらやっていくのが良い。夏からはじめるのも一つの手です。

では、風呂は毎日入るべきかどうか。風呂に入ることは体を温め、良いことだと思いがちですが、これまで述べてきたように、そのあと必ず体は冷える。つまり、入浴は体力を消耗させるのです。

入浴後に脱力感に捉われたり、だるくなったりすることがある。湯あたりという言葉は、そのような状態を指します。ですから、毎日風呂に入ることは、決して健康的とはいえません。週二、三回で十分なのです。

そうすると、「体が冷えていて、風呂に入らないとよく眠れない」という人がいます。たしかにそういう人に風呂は有効ではありますが、しかしそれを続けることは体に良くないのも事実です。体が冷えるのは何かしらの原因があるからで、それをつきとめなければ問題は解決しません。「入らないと眠れない」状態がすでに良くないことと自覚し、徐々に風呂から解放されないと、健康になったとはいえないのです。

冷え症が多い女性の間では、半身浴をする人が増えています。半身とは臍《へそ》の高さまでをいい、そこまでをやや高めの四十三〜四十四度くらいの湯につけ、その状態で汗が出るまで動かずにいる入浴法です。寒ければ、上半身は肌着を着たままでもいいでしょう。腰から下は十分に温まり、さらに全身を湯につけないため、入浴後に体が冷える要素は少なく、女性や体力を回復させたい人には良い方法です。

しかし、半身浴でも毎日のように行えば熱が体に籠《こも》るもので、肌に発疹《ほっしん》が出たり、痒くなったり、時にのぼせたりしてしまいます。

入浴にしろ、半身浴にしろ、適度にやること、つまり週二、三回で十分なのです。

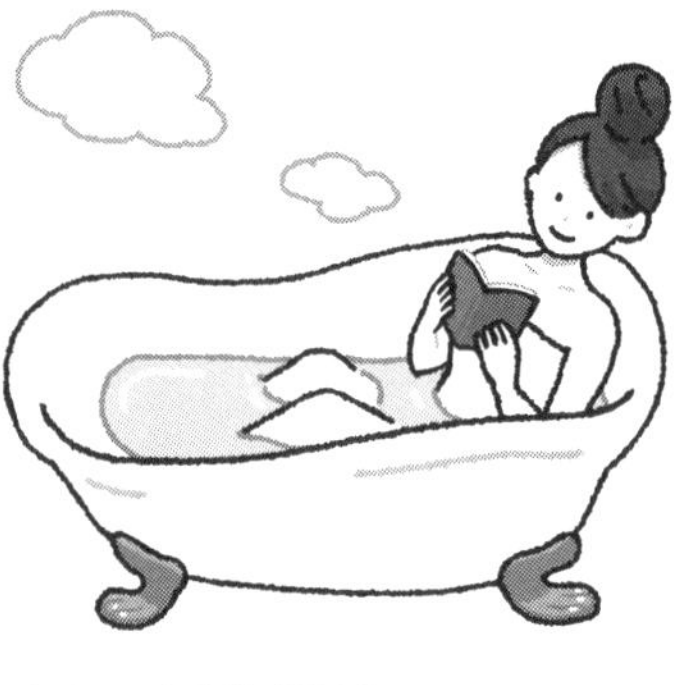
体を冷やさないためには半身浴が効果的

4 洗髪は体を冷やす

先に、入浴のもっとも大きな影響は、風呂から出たあとに体が冷えることだと書きました。しかし、入浴中でも冷えることがあります。それは洗髪です。

風呂に入るついでに洗髪をする人は男女ともに多いのですが、特に女性は注意すべきところです。なぜなら、一般に女性は男性に比べて髪の毛が長くその量も多いため、洗髪に要する時間が長くかかるからです。

洗髪の時間が長いということは、湯船の外にいる時間が長いということ。つまりその間、当然、体は冷えていくばかりです。

もうひとつ、髪の毛を毎日洗う人が多いようですが、「髪の毛を洗う」ということは「水で濡らす」ことだから、あとで必ず乾かすことになる。乾かすとは、水を蒸発させること。すなわち、同時に体の熱が奪われることを意味しています。

このことは、多くの女性が洗髪を毎日している＝毎日体の熱を奪う行為をしている、ということになります。

なかには、朝起きてシャンプーをする「朝シャン」をする人もいる。これから動かなければならないのに、朝から熱が奪われてしまっては、動けるものも動けません。

そういうと、「ドライヤーで速く乾かすからいい」と反論する人もいるでしょう。しかし、勘違いしないでいただきたいのですが、速さは関係ありません。重要なのは「体の熱が奪われること」なのです。要は、濡らすか濡らさないか、ということがポイントになる。

ですから、入浴のたびに洗髪をするのは、体にとって良くないことだとわかります。前回述べたように、「風呂は週二、三回で十分」で、もしも洗髪だけしたいのならば、わざわざ裸になる必要はなく、入浴とは別のタイミングで着衣の状態で洗髪することが望ましいといえます。

そもそも、女性はどうして髪の毛が豊かなのか。高齢になれば髪の毛が薄くなる人もいますが、抗がん剤の副作用などは別にして、男性に見られる、いわゆるハゲの人はいません。

私の臨床経験からの考えですが、髪の毛の豊かさと女性の持つ出産という役目とは、深い関係があるのではないでしょうか。

女性が男性と大きく違うところは、月経・受精→妊娠→出産という体の働きです。これらの働きに体の冷えは大敵で、冷えたままではこれらはできません。

たとえば生理の前、いわば妊娠の準備期間になりますが、その時期には基礎体温が上がってきます。そして、「今月は受精しなかった」という証として生理を迎え、体の熱も下がってくる。

生理とは正常な出血のことですが、出血であることに変わりはありません。出血とは体から血が出ることで、体から血として熱が奪われることです。すなわち、体の抵抗力が低下するわけです。ですから、生理時の入浴は体を余計に冷やすので、避けたほうが良いのです。

つまり、冷やしてはならない体を守るために、髪の毛を豊かにして少しでも体が冷えないようになっているのです。もっとも、どうしてそうなったのか、進化の過程でそうなったのかはわかりません。

豊かな髪の毛は、体形とともに男性を惹きつける大きな魅力になっていますが、その本質はファッションのためではなく、自らの体を守り子孫を残すためだったのです。

ですから、生理の時に風呂に入り、それに加えて髪の毛を洗うことは、女性の体にとって体を冷やす行為だといえます。

最近、不妊症の人が増えていると聞きますが、妊娠しないということは、習慣的に毎日風呂に入り、毎回髪の毛を洗うことと決して無関係ではないと思います。

さらに高年齢になると体そのものが冷えていきますので、それだけ妊娠の可能性は低くなります。

また、男性と同じように社会的な仕事に従事していると、そのような仕事は日常的に頭脳を使うので、頭部が常に充血する。それは、熱が体の上部に偏《かたよ》って深部が冷えることにつながり、生理不順になりがちです。

男性と女性。体の作りが違うことを理解しなければ、健康的な生活を送ることはできません。

5 体の痛みは「休め」のサイン

毎日の生活を送るなかで、膝や肩の関節が痛くて困っている人はたくさんいます。どんな痛みでも、痛い箇所は熱いか反対に冷たくなっているのでわかりやすい。熱い場合は腫れていることもよくあります。

関節の痛みが厄介《やっかい》なのは、その痛さが何カ月、何年と続くことでしょう。

関節の痛みを取る方法にどんなものがあるか。よくいわれているのは、風呂のなかでの関節の屈伸《くっしん》運動です。たしかに、湯船のなかで手足を伸ばしたりする屈伸運動はしやすく、それによって膝や肩の痛みが引いたように感じられます。

しかし、根本的な解決にはなっておらず、結局痛みが完全に引く人は少ないのです。長時間歩いたり走ったりしたあとの筋肉痛などに入浴が効果的なのはわかっていますが、長年にわたる関節の痛みに対しては、少し事情が違うのです。

そもそも関節が痛いとはどういうことなのか。これは、体が「疲れた。後生《ごしょう》だから少し休んでくれ」といっているのと同じです。煙を感知して火災報知器が鳴るように、関節の痛みとは、外傷などでない限り、関節が悪くて痛いのではなく、体の疲れが原因で現れる一症状です。体全体が疲れている証拠なのです。

そして、「風呂での関節の運動によって痛みが和《やわ》らぐ」とは、いわば「火災報知機の音を消す」行為であって、つまり火災自体を処理したわけではないのです。

前に触れたように、風呂は体の疲れをとりますが、一方で疲れさせる面もあります。関節が痛い時、当然、湯船につかる時間は長くなる。長くなればなるほど体は疲れる。しかし、風呂の温かさで関節は温まり、筋組織も緩み、手足の屈伸がしやすくなります。また、お湯には浮力がありますから、重力から少し解放されて運動しやすく、普段は痛くて動かせない角度まで関節を曲げたり伸ばしたりできる。

ここで、多くの人が運動をし過ぎ、結果として関節に無理がかかり、風呂から出て体が冷えると、かえって関節の状態は悪くなってしまうのです。

風呂での関節の運動は、むしろ体の状態を悪化させ、その疲れの程度を一層悪くすると考えられます。一時的に痛みは和らいでも実は逆効果で、かえって関節が固くなり、これを繰り返している限り関節の異状は治らない。むしろ、痛みが増すともいえるのです。

もし手足の屈伸運動などをするなら、風呂を出てから、冷えないうちに適度にすれば、一番効果があります。

関節痛のつながりでいえば、膝にはサポーター、腰にはコルセットなどをして、日常生活やスポーツをする人がいます。

たしかに痛みは弱くなり動きやすくなるでしょうが、しかし前述したように、関節痛は体が「休んでくれ」と訴えているサインですから、それを無視して無理やり動くのは、体にとって迷惑千万です。そのまま続けていけば、風呂での運動と同じく、関節の異状はいつまで経っても治りません。

似たようなことに、温水プールに入って歩く人がいます。これは風呂と同じ理屈で、膝や腰の痛い時は止めるべきです。

プールでの立位歩行は、水の浮力の影響はあるものの、立っているために重力は風呂よりも大きく、下肢の運動としては普段の生活姿勢に近いといえます。

ですから、運動が目的でするのであれば、プールのなかで歩くのは良いことといえますが、水の浮力で歩きやすくなっているため、歩きすぎるとかえって疲れることになります。繰り返しになりますが、関節が痛む時は体が疲れているのですから、まず必要なのは休養なのです。「自分はいつもと変わらない生活をしている」という人もいますが、生活のなかには何かしら無理が生じるものです。

それに年々歳を重ねているのですから、たとえ変わらない生活だとしても、体にとって日頃の労働は徐々に負担になっているのです。

体に異状があったら、無理をせずに休む。これはどんな症状にも通じることなのです。

6 頭の冷やしすぎに注意

体の調子を良くする言葉の一つに、「頭寒足熱《ずかんそくねつ》」というものがあります。『広辞苑』を引くと、「頭部を冷やかにし、足部を温かにする」とありますが、ここで注意すべきなのは、「冷やかに」とは実際に頭を冷やすことではなく、頭頂部を触って涼しい状態のことをいいます。

また、足も「熱い」というよりは温かく感じる程度の状態のことで、そのような状態であると体の調子が良い証拠である、ということです。

実際に頭のてっぺんを触ればわかりますが、普段はひんやりしており、仕事をしたあとなどは意外と熱く感じられます。たとえ熱くなくても、頭皮がピリピリするとか、櫛《くし》を当てると痛いとか、表面が過敏になる。これらは、頭に熱が集まり表面まで熱くなっているからで、顔が赤く火照るのも同じ理由からです。

反対に、体の疲れが足に出れば足に熱が集まり、火照ったり痒くてむずむずしたり、時には湿疹《しっしん》が出ることがあります。

熱が体の上下方向にうまく循環していれば体の調子は良い。しかし疲れていると循環がうまくいかず、熱は体のどこかに滞《とどこお》り、さらに熱を下げる力が弱まっていることから、前述したようなことが頭部に起きて、体の不調を感じるようになるのです。

日本人の平熱は三十六度半ほどで、通常はその体温を保っています。平熱より高い体温になるのは、体が弱まり平熱を保つ力が低下し、熱が体の表面に浮き出てきたから起こることなのです。

注意すべきは、頭の表面が熱く感じるからといって体温が高いわけではありません。体の上方に微かに熱が偏っているだけで、「熱が上がる」ほどではない、ということです。

さて、「頭寒」という言葉から「頭部を冷やせばいいのか」と思う人がいるかもしれませんが、冒頭書いたように、あくまで「ひんやりする」程度が目安です。逆に、頭を冷たい外気にさらすと、体が「頭が冷えないようにしなければ」と反応し、脳に血液を送り、充血してさらに熱くなってしまいます。

頭が熱い時に仕事をし過ぎたり、アルコールを取り過ぎたり、体を疲れさせるような行為をすると、熱を下げる力が低下し、そのまま鬱血《うっけつ》や充血をきたし、ひどい場合には、脳の血管が切れたり何か異物が詰まったりしてしまう。いわゆる脳溢血《のういっけつ》や脳梗塞《のうこうそく》はこういった過程で発生するわけです。頭痛もその一環ととらえていいでしょう。

そのようになる前に体を休め、外気で頭が冷えるのを帽子などで防ぎ、熱の偏りを避ける必要があります。

たとえばヨーロッパでは、古くから寝る時にナイトキャップを使う習慣があります。ヨーロッパは緯度が高く、夜の寒気が厳しいので、防寒のために夜寝る時に帽子を被るのです。

ナイトキャップだけでなく、ヨーロッパの女性は食卓や儀式の際に帽子を被るのが正装とされていますが、これは「女性が頭を冷やすことは良くない」という先人の無意識的な知恵がそのまま伝わっているのではないかと思います。

緯度こそ違えど、日本も冬はもちろん、夏でも夜中や明け方などはかなり気温が下がり、外気は冷えます。

日本の女性は、古来より髪の毛をアップにして切らず、頭を保護してきました。一方、男性はのぼせないように鎌倉時代頃から髷《まげ》を結って、「頭が寒い」格好でした。しかしいまでは、男性も脳に障害があれば、冬や夜間には帽子を被るのが良いでしょう。

つまり、帽子などで防寒することが、実は「頭寒」を保ち、脳溢血などの予防にもなるのです。

7 東洋医学とは何か「太極《たいきょく》」とは

ここで改めて鍼灸について説明いたします。鍼灸とは字のとおり、鍼《はり》と灸《きゅう》を使った医療技術のことです。鍼は針金状の金属棒、灸はヨモギ（蓬）という薬草を精製した艾《もぐさ》を用います。

ここで重要なのは、金属の鍼も艾も道具であって、これらをどのような考えをもって使うかで、体が受ける影響はかなり違うということです。

現在、世界中にある医療は現代医学と、東洋医学もしくは民族医学に大きく分けられ、鍼灸は東洋医学に属するものと考えられています。

しかし実際は、その認識の根拠は曖昧《あいまい》なもので、鍼や艾を使えば東洋医学であると思われていることが多い。

患者としては、結果がよければ十分で、どのような考えや背景を持った治療かどうかは関係ないでしょう。しかし、わざわざ〝東洋〟医学というからには、東洋的な考え（ここでは古代中国思想に由来する内容）を持つことが本来である治療方法です。

東洋的な発想に基づく治療は、人間の生き方を根本的に変える要素を持っていることがわかり、これこそ真の治療に近いのではないかと私は考えるに至りました。

では、「東洋的な考え」とはどのようなものでしょう。

突き詰めていけば、四つの単語、「気」「陰《いん》」「陽《よう》」「太極《たいきょく》」に集約されます。どれも日本人には馴染みの単語ですが、意味がわ

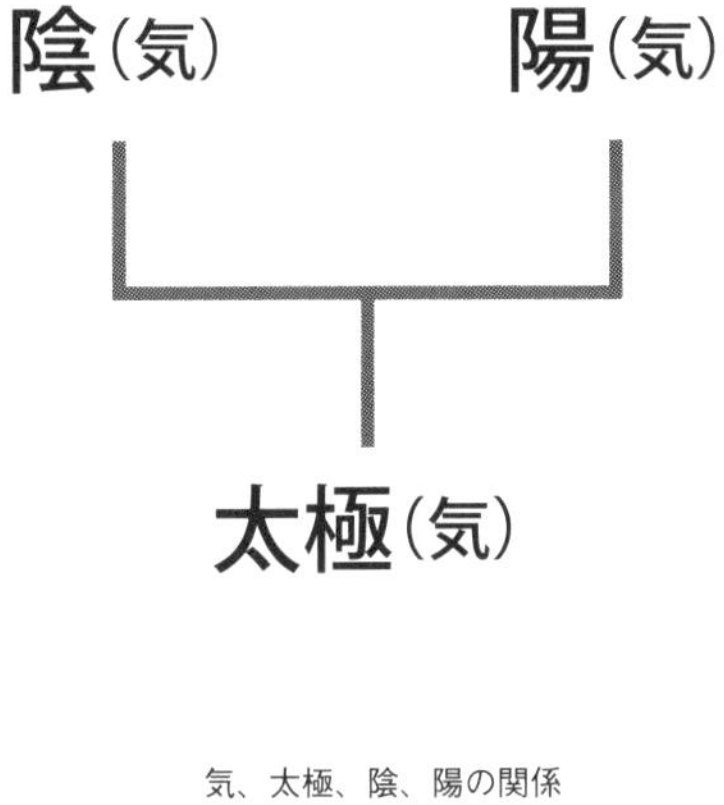

気、太極、陰、陽の関係

かっている人は少ないかもしれません。「気」とは、この世界を構成している要素を指していて、この「気」の世界を表現するのに、「陰」「陽」と「太極」という言葉が使われます。これらは「気」の状態を表現する単語で、積極的な印象のことに対して「陽」といい、消極的な印象のことには「陰」と表現するもので、つまり約束事でもあり記号です。そこで「陰の気」、あるいは「陽の状態の気」というふうに使われます。

次に、「太極」とは何か。

たとえば、宇宙ステーションから地球の写真を撮るとしましょう。その写真には、目に見える地球と見えない宇宙空間の、二種類の世界が表現されているはずです。

この宇宙はあらゆる物質の元とされ、これを「太極」といい、地球もそこから生まれました。宇宙は唯一のものなので、絶対的な存在です。〝太〟とは、究極を強調する言葉です。

それに対して地球は目に見える存在なので、これには先に述べた、陰は消極的、陽は積極的という相対的な見方をあてはめて理解します。たとえば位置の上下や色の赤白など、無数の陽や陰を観察できます。もちろんこれらの根底には、見えない太極的な世界が必ずあります。

たとえば、目の前に一本のボールペンがあるとします。気づいた瞬間のボールペンは見えるので「陽」ですが、見えない太極の力に支えられています。この時の力は、具体的には重力です。重力がないと物の形はできません。「太極」はこのように、物の根元的な存在を理解するために必要な見えない力なのです。

では、以上のことを人に当てはめてみましょう。

人がそこにいることに気づいた瞬間、その存在していることを「陽」とします。それを支える太極的な力には、二つの要素が働いています。一つは重力。もう一つは生命という目に見えない力です。人は、重力と生命という二種類の力に支えられて生きていると考えられます。

人は生まれた時から、常に重力に逆らって生きている。つまり、生命力とは重力に逆らう力なのです。生命力が重力に勝っていれば立ち上がることができ、負けると立てず、座り、ついには横になる……。重力にはほとんど変化がありませんから、病気は生命力が力を失ったことを示しています。

つまり、重力に負けた状態がいわゆる病気なのです。あらゆる病気をこのような視点で捉えます。

私はよく「体を冷やすのはよくない」「冷やさない」と言っていますが、生命とは体が温かいことと同義です。だから生命力の衰えは、体の温かさが弱くなっていることだといえるのです。冷えは、「陰」の力の弱りで、体を冷やすことが病に通じています。

たとえば、バラの棘《とげ》が刺さったという些細《ささい》なことでも、「痛い」と感じて気力が萎《な》える（冷える）のであれば、それは単に局所の問題ではなく、全身的な問題といえるのです。ですから、たとえ「棘が刺さった」という些細なことでも、太極的な力である生命力の低下につながります。

病気の症状は、いつも相対的な陰陽が具体的に現れたものですが、その根底には、太極的で根元的な生命力の低下があるわけです。

8　病気の根底は生命力の低下

先日、ハワイから一人の男性患者が見えました。大富豪で、年齢は七十歳、身長百八十センチを越え、体重は百十キロ。巨漢です。パーキンソン病で顔の表情は乏しく、右膝が痛み、全身がむくみ加減。杖をついて歩くのがやっとの状態でした。

一人では来られず、お供を数人連れての来院でした。生命力の低下が病をもたらしていることは確かで、冷えているのです。動作もままならないため、お腹の一穴に鍼を十分ほどしただけで体が温まり、膝の痛みがなくなって、喜んで帰りました。

私の気の理論は、文献からの引用ではなく、このように実際に鍼灸の臨床を行ってきたことから導き出されたものです。つまり、病の原因を生命の弱りとする見方で実際に鍼灸をしたところ、病んだ人の体が徐々に変化していき、その訴えが消失することを経験したことから、それらの共通項を結ぶことによって理論が生まれたということです。

では、鍼はどのような影響を体に具体的に与えるものでしょうか。

一般の印象は、「尖っているから痛い」「深く刺さるから怖い」「血が出るからいや」「神経が切れるのではないか」「感染するのではないか」「鍼を刺して病気が治るわけがない」というものではないでしょうか。

これらの印象は、縫い針をイメージしていればそのとおりでしょう。多くの人はそのような針でケガをしたことがあるので、そう思われても仕方がありません。

しかし日本式の鍼灸で使う鍼は、漢字で「針」と書かないように、裁縫《さいほう》に使う針とはまったく違うものです。大変細くて良くしなる繊細な作りです。

　私が使っているものはディスポーザブル（使い捨て）のもので、一本一本、完全にガス滅菌されて密封されています。一人の患者さんには一本の鍼だけで治療を済ませ、終われば必ず廃棄する。感染の問題は皆無です。

9 東洋的な発想の基点

　鍼先の構造は、私の使用するものは特に卵形になっていて特殊です。これは容易に鍼が皮下に刺入《しにゅう》しないように工夫したもので、この形状のおかげで皮膚や組織の損傷はほとんどありません。もちろん出血も見られない。

　鍼の操作は必ず両手の指で支えて行います。利き手に鍼を持ってツボに当て、反対の手の拇指《ぼし》（親指）と示指《じし》（人差し指）でツボの皮膚を引っ張って広げる。こうすると痛みを感じません。

　ことほど左様に、日本の鍼は非常に安全で、体に負担を掛けない穏やかな治療方法であるといって良いでしょう。

なぜ日本の鍼がこうなっているかといえば、その発想の根底に東洋的な発想があるからです。東洋的な発想に基づく鍼治療は、鍼を体の組織に刺入することで成り立つとはしていません。

東洋的な発想の基点は、先に触れた「気」という概念です。その気は非常に流動的な存在であるとともに、いろいろな密度があって、オーラのように見えない状態から固体まで変化します。裏を返せば、気は微かな刺激でも反応するものなのです。

人の体も気そのもので、外部からの刺激に簡単に影響されます。たとえ骨のように密度の高い気であっても、微かな刺激に影響されて変化します。人は、恋人同士が手を握ったり、目と目が合ったりしただけでも互いに影響を与えたり受けたりするわけですから、鍼のように一点に気を集中する行為は、体に大きな影響を与えるのは明らかです。ですから、鍼体内に深く刺入せず、微かな刺激で十分。むしろ、刺激というものは微かな刺激のほうが、瞬時に、かつ、より広範囲に深く影響を与えるものなのです。

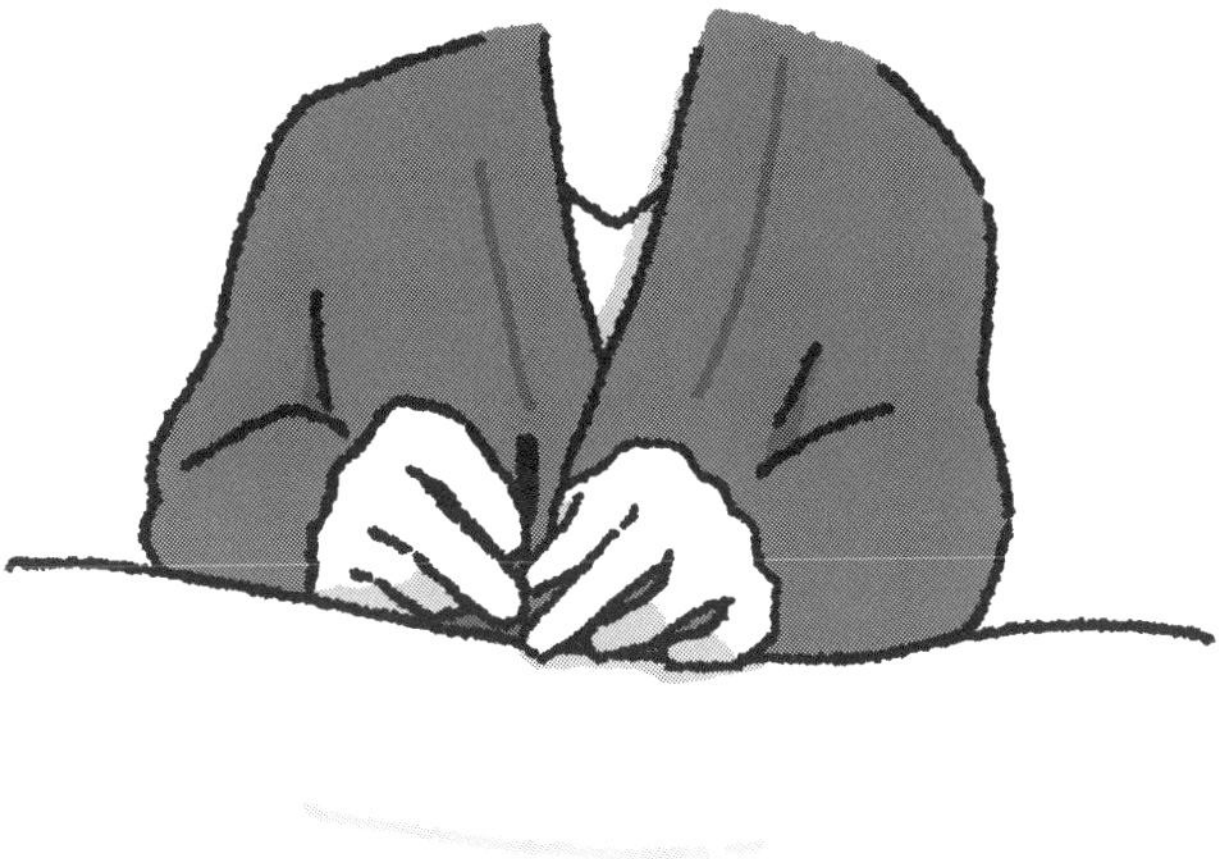

鍼をする時の手の構え。利き手に鍼を持ってツボに当て、反対の手の拇指（親指）と示指（人差し指）でツボの皮膚を広げる

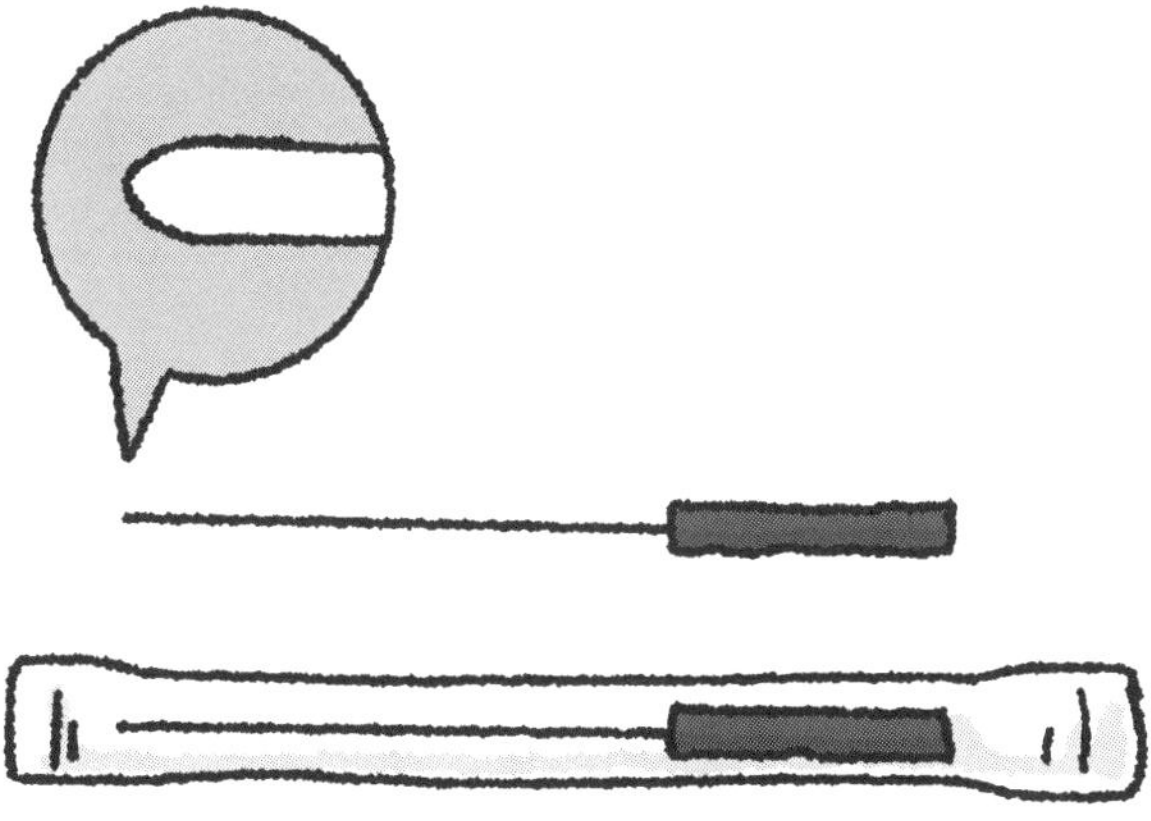

ディスポーザブル（使い捨て）の銀鍼。鍼先は卵形。密封されて滅菌済み

10 ツボに鍼《はり》を当てる

治療の流れですが、まず患者さんのどこそこが痛いなどの訴えを聞きます。さらに、腹部の「圧《お》されると痛む」とか「凝《こ》りがある」「拍動《はくどう》がある」などの病状も診る。これらを私は積聚《しゃくじゅ》と名付けました。

こういった病状は、すべて互いに関係し合う症状で、その根底には太極的で根元的な陰である生命力の弱りがあると考えられます。

次に、お腹の積に基づいて背中にツボを選び、鍼を当てます。

これは病気の内容に関係なく、生命力を強めるために誰にでも行う治療で、生命力の弱りを回復させるものです。

術者がツボに鍼を当て、気を集中させると患者の体が温まってくる。体が温まることは生命力の回復を示します。と同時に、患者の訴えや他の異常箇所に変化が起きはじめます。その変化が弱くなり止めば、次のツボを選ぶ、というように順に鍼を当てていきます。

二〇一四年三月下旬、ハワイに行きました。私の行っている鍼灸方式（積聚治療《しゃくじゅ》）をアメリカ人に理解してもらおうと毎年セミナーを開いて、すでに十年目になります。これまでボストンやサンフランシスコで行い、その年はじめてハワイで行いました。

会場はSホテルで、参加者は二十四名。うち一名は学生でしたが、他はみな臨床家です。つまり、ほとんどの参加者が自分の臨床方式を持ちながら、違う鍼灸の治療方式を学びに来た、というわけです。

実は、アメリカ人がこのようなセミナーを聞きに来るのには、鍼灸の治療方式を学ぶ以外にもう一つ理由があります。

アメリカの鍼灸の資格は免許更新制で、臨床家は資格修得後も教育を受けて免許を更新し続ける必要があります。そのため、いろいろな講習会に出て単位（CEU）を取ることが義務付けられているのです。

今回のセミナーでは、NCCAOM（国家資格認定委員会）から十八単位、カリフォルニア州（更新には二年間で三十単位必要）から二十一単位が認められており、セミナー終了後には出席者に単位修得の証明書が渡されました。

もともとアメリカの鍼灸は中国式ですが、それはほとんどの鍼灸学校が中国人の創設によるものだからです。ハワイにも鍼灸学校が二カ所ありますが、いずれも中国人が設立した同系列の学校で、教育内容も中医学といわれる中国式鍼灸とハーブ（漢方薬）です。臨床家になってからは指圧やマッサージなども含めてさらにいろいろな技術を身につけ、肩書きが多いほど優れた臨床家とされます。

日本式の鍼灸は、治療方式が多く、それはつまり、一貫した考えで臨床が行われていないことを示しているわけです。私はそうではなく、日本式というものをきちんと知ってもらいたいと思い、はるばるアメリカまで行ってセミナーを開催しているのです。

セミナーでは、まず病の本質について私の考えを述べます。ここが理解できなければ、その後の話もほとんど理解できません。治療において重要なのは、考えや理論に基づいた技術であることなのです。

そこで実際に外来患者を治療するデモンストレーションを行います。今回は三日間で三人。

一人目は二十一歳、男性の大学生。十歳の時に野球をしていて、球がイレギュラーバウンドを起こし、左の睾丸を直撃、それ以来、時々下腹部に激痛が走るそうです。現代医学では治療方法がないとのこと。

二人目は七十五歳の男性。腎結石の手術を二度行って、その結果すでに結石はないにもかかわらず、左下腹部に時々激痛が走るという症状。

三人目は、脳性小児麻痺の十歳の男児です。

私の鍼灸治療によって、いずれも体に現れていろいろな症状が消失し、結果は上々でした。

そして、受講者に技術の手ほどきを行います。私はいつも大勢のアシスタントと一緒にセミナーに臨みますが、今回は九人。いずれも日本の優れた教師であり臨床家です。彼らが受講者二人ないし三人に一人の割合で、三日間の午後の三時間を担当しました。

では、具体的に今回のハワイでのセミナーのデモ患者の治療をどうしたのかを説明しましょう。

三人とも、まずお腹を診てそれに従って背中に鍼を当てました。使うツボは四穴です（五章二一四ページで解説）。十歳の子供でも同じです。この背中の治療が中心的なもので、効果が思わしくなければ、補助的な治療を加えます。

最初の睾丸を痛めた方の例では左足の第四と第五趾《ごし》の間に鍼をしました。二番目の下腹痛の例では肌を焼かない灸を臍《へそ》にして体を温めました。そして三番目の脳性小児麻痺の子には余分なことは特にせず、でした。

11 灸《きゅう》治療について

鍼灸治療は東洋医学とよくいわれます。東洋医学とは東洋思想を背景とするものですが、私どもは、その一端は『易経《えききょう》』にあるとして臨床でその考え方を追求しています。『易経』は、宇宙の精気を根源的な力（エネルギー）とする一元論を唱えていますが、それをどのように実際に行うか。もしそのような発想に基づく治療ができれば様々な病状を包含することができ、非常に有意義な治療法となるのではないかと考えています。

この考え方がほかの国でも通用するのかどうか。中国で講義をし、アメリカでセミナーを開いて確かめてきました。結論として一元論的な発想に基づく鍼灸治療は、間違ってはいないようです。

これまでは鍼治療についての報告でしたが、今回は余り触れなかった灸治療について、要点を書き留めておこうと思います。

アメリカではセミナー会場がホテル内にあることが多く、火を使って煙を出す行為は禁止され、お灸の講習はほとんどできませんでした。会場が鍼灸学校の実習教室の時だけ、かろうじてできた程度です。

鍼灸治療と一口にいいますが、鍼の種類は少なくとも九種あり、また作用面からは皮膚に触れるだけのもの、皮下に入れるもの、そして出血をみるものの三種類に大きく分けることができます。

灸は艾《もぐさ》を皮膚上で燃やし熱感を与える治療法ですが、その特徴のひとつは、艾そのものの効用にあります。

艾は漢方薬の一種で、薬効があります。艾葉《がいよう》は「芎帰膠艾湯《きゅうききょうがいとう》」に配合されており、女性の冷え性などに有効ということで知られています。

敏感な人は、艾を皮膚に置いただけである種の刺激を感じます。飼っているペットの調子が悪い時、艾を食べさせるだけで体調が戻ることはよくあります。

艾に薬効のあることは、中国人医師の屠呦呦《とゆうゆう》が、抗マラリア薬であるアルテミシニンとジヒドロアルテミシニンをヨモギから抽出、発見したことで二〇一五年、ノーベル生理学・医学賞を受賞したことでも明らかです。

艾はたいへん優れた薬草なので、艾を皮膚に当てるだけでも効果があります。よく使われるのは火傷です。日常的な火傷であれば艾を患部に直接当てて取り換えずに二～三週間固定すると、それだけで皮膚がまったくケロイドにならずに治癒します。また切り傷にも同じ使い方で有効です。このような外用には、質の粗い艾を使います。

艾で皮膚を焼いてもいわゆる火傷とは違います。皮膚の状況にもよりますが、灸の痕《あと》が消えてわからなくなることがよくあります。

艾はヨモギの葉を陰干しして精製したものです。各地の山野で自生するヨモギをみなさんも見たことがあるのではないでしょうか。

その質は精製の仕方で様々ですが、質の違いは作用で使い分けるもので、艾の良し悪しではありません。ツボに強い熱感を与える小さいお灸には、よく精製されたものを使用します。

つきつめれば、艾の作用は火加減です。艾を焼き切る治療から熱感を感じればすぐ取り去るものまであり、少なくとも二種の艾を使い分けます。

その他に作用に関係するのは、施灸回数、艾の大きさ、硬さ、灸をするツボの数などです。

さて鍼と灸を一元的な治療に乗せるには、それぞれの役割をはっきりさせる必要があります。

ひとつの考え方は、鍼を「主」、灸を「従」とするもので、鍼で影響が不十分であれば灸で補う、という原則です。この観点からみると、灸は特定の人にだけ行うことになります。

灸は熱を加える治療ですから、理論的には冷えた体が対象になります。それも鍼をしても体が温まらず、症状が治まらない場合です。

当然のことながら、灸の影響は体の状況に左右されます。一般的には、弱った体ほど熱い灸と思いがちですが、衰弱が強いと熱の吸収力も弱く、かえって体力は消耗します。灸では火加減がとても重要になるわけです。

第二章

自然と共生する

日本人の健康的な暮らし方とは

12 気圧と痛みの関係——低気圧が続くと体調を崩す

四月のある日、膝が痛くて来院しているMさん（女性、六十九歳）が、「先日、頭がひどく痛くなったことがありました」と言う。これまでそのような症状はなかったので、状況を細かく聞いていくと、頭痛が発生したのは爆弾低気圧が発生した前日、つまり四月二日のことでした。

低気圧が近づくと体調を崩す人が少なくありません。

一般に気象とは、気温と気圧、それに湿気などのことで、変化する大気の状態を指します。このなかで、もっともわかりにくいのが気圧です。

気圧は読んで字の如く、大気（空気）の圧力のことですが、別の言い方をすれば、地球の周りにある大気が地球の重力で地表に引っ張られているために生まれる力、いわば地球を圧《お》しつけている力です。

この圧力は地表に近いほど強い。しかし、人間は地表の大気圧が快適であるようにできていて、その圧力を海面上で一気圧（約一千十三hPa＝ヘクトパスカル）としました。ところが地球は自転しているため大気も常に動き、攪拌《かくはん》されています。さらに太陽の熱や、太陽や月の引力も影響して、その圧力はいつも不安定です。

そこで圧力の強いところを高気圧、弱いところを低気圧と区別しています。ただ、この「高い」「低い」は「周囲の気圧よりも高い（低い）」という〝関係〟を表すものです。たとえば一千十四ヘクトパスカルは、一千二十八ヘクトパスカルに対して低気圧、九百八十ヘクトパスカルと比べれば高気圧ということです。

この気圧差からは二つの現象が生まれます。

一つは気圧の圧縮度の違いです。いろいろな条件で攪拌された大気は、温度条件を一定とすれば、その圧縮度が他の地域よりも強ければ高気圧、反対に低ければ低気圧ということになります。

低気圧で、圧縮度が低いといっても実感がないかもしれません。これはヘリウムのガス風船が空に高く上がって破裂してしまうようなことで、気圧が低いと地上の物は膨張することを意味しています。

もう一つは、高気圧から低気圧に向かって気流が発生し、風が生じることです。人間は一気圧で正常な活動ができますから、もし気圧が低くなると体を圧しつけている力は弱くなり、体の組織に緩みが出る。

木の樽は、何枚もの細い木の板を円形に組んでそれを「箍《たが》」で締めたものですが、箍が緩めば組板も緩んで中の水が漏れる。

それと同じことが人の体に起きます。人は骨や筋肉でできている一種の「構造物」ですから、気圧が下がると箍が緩むように、関節や筋肉の締まりが緩むと考えられます。

しかし実は、体に異状がなければたとえ大気の締めつけが緩くなっても柔軟にそれに順応できて、気圧が変化しても体に違和感がないはずなのです。

ひどく疲れているとか、何かの病気を持っているとかすると、体の組織に柔軟性がなくなり、大気の動きに対応できず軋《きし》む。それが、関節の痛みやむくみとなって現れるのです。

これは、単に関節や筋肉だけでなく全身が緩むわけですから、頭が痛くなったり下痢をしたりする人もいます。

夏の台風は、最近では本州でも気圧が九百八十ヘクトパスカル以下になることがあり、これは人体にとってかなりの低気圧で、異状を訴える人が続出します。反対に高気圧の下では体の締まりが強くなり、たとえば膝にサポーターをしているようで、動きやすくて気持ちも晴れればれとしてきます。

先ほど書いたとおり、高気圧から低気圧に向かって気流が発生し、風が吹きます。山の上から下流に向かって水が流れるのと同じで、気圧の落差が大きいほど風は強くなる。強風は、強い低気圧が近づいている前触れなのです。

ことほど左様に、体調の悪くなる原因の一つは天気のせいといってもよく、すぐ薬などに頼らず、天候の回復を待つような気持ちが大切といえます。

体調の不調があれば先ず風を疑う。それが健康に生きる鉄則です。

13 梅雨時の体調管理

梅雨から夏にかけて、北海道を除いて日本はとても蒸し暑い季節になります。近年、その傾向はますます強くなっているように感じられます。

梅雨時は体が重く、気だるくなる人は多いでしょうが、それは湿気が原因です。湿度が高くなると、水分の排泄《はいせつ》が悪くなり、体がむくむようになるからです。そもそも湿気とは空気中の水分のことで、日本では湿度がゼロ％近くになることは、まずありません。

それに加えて最近の、特に都会の建物は耐火と耐震を考えてコンクリートで作られており、窓の開け閉めもできないものが多い。室内の温度や湿度を空調で調節することになります。

そこで、湿気を取るのに除湿機やエアコンのドライを使いますが、そんな時、空咳《からせき》が出ることはありませんか。除湿と空咳は、非常に密接に関係しているのです。

ところで、天気予報で前線という言葉をよく使いますが、前線は南からの暖気と北からの寒気がぶつかる箇所が帯状になっている所を指しています。暖気はその名のとおり、暖かい空気で、冷たい寒気の上になる性質があります。梅雨から夏にかけては暖気の勢いが寒気より強いため、温暖前線といわれています。

温暖前線が近づいてくると気温と湿度が上がり、気圧は低くなって雨が降りやすくなります。そのような前線が停滞し、何日も雨が降り続く。これが梅雨前線です。

近年では毎年のように九州地方で活発化した梅雨前線に低気圧も加わり、記録的な大雨が降ります。

梅雨時で、外気の湿度が五十％を超えて温度も二十五度を超えると、蒸し暑く、体の水分蒸発は抑えられてかなり不快な思いをします。

人体の水分は、成人では平均で体重の約六十％、乳児では約八十％もあり、汗や呼気、尿や大便などになり、常に体から出ています。水分代謝により、老廃物の排泄とともに体熱も排出されますから、体温感覚は空中の湿気に非常に左右されるのです。

さて、現代の除湿方法には前述したように、除湿機とエアコンのドライがあります。

除湿機は、コンプレッサー式とデシカント式の二種類があります。

コンプレッサー式は、フロンガスのような冷媒を冷却機に循環させて空気を冷やすことで湿気を水滴に変え、空気中の水を取り除きます。デシカント式は、ゼオライトのような乾燥剤に空気を通し、湿気を吸着させて空気を乾燥させます。エアコンのドライ機能は、空気を冷やして空中の水を結露させて取り除く。冷房機能は弱いです。

除湿は室内のダニやカビの繁殖を抑えます。しかし、人体に対しては無条件に良いとはいえません。

除湿装置を密閉した部屋で長時間使うと、空気の除湿はもちろんですが、同時に人体の水分も吸い取られて体が冷えてしまうからです。その水分は、主に皮膚、口腔《こうくう》やのどの粘膜から吸い取られます。

体からは水分と同時に、体熱も吸い取られます。そのため、体はその熱を補おうと皮膚や粘膜にさらに熱を送るため、肌や粘膜が乾燥してしまうのです。この熱の消耗は冷えにつながります。そして、口腔やのどの粘膜が乾燥することで、空咳が出るようになります。

つまりこの咳は、いうなれば粘膜が乾燥しないように冷えを吐き出している、いわば冷えないための体の本能的な防御反応といえます。

ところが咳は、のどだけでなく体全体で行うものですから、長く続くと体力も消耗して疲れ、さらに冷えてしまうわけです。

体が冷えるのは風邪の前兆ですから、もしエアコンをドライにして空咳が出るようになったら、一旦エアコンを止めるのが賢明です。サーモスタットで自動的にオン・オフ機能が働いている機種なのに空咳が出るようであれば、設定値を確認する必要があります。どうしても除湿機を止められない時は、温かい白湯を飲めば咳はかなり抑えられます。

いずれにしても、除湿機やドライを使う時は、咳が出るかどうかをチェックすることが大事といえます。

14 夏の暑さを乗り切る秘訣

先日、近所の方から電話がありました。「九十三歳になる母が今朝、起きようとしたら腰が非常に痛み、少しでも動くと悲鳴を上げるほどで、全く動けない。何とかならないか」

前夜、床に就くまでは問題なく、何が原因かも全くわからないとのこと。たしかに、ここ一週間の生活内容を聞いてみても、食事を含めて特別なことはされていないようでした。しかし、どんなことも原因がないわけがない。

その方はベッドで寝起きしていました。思い返せば、今年の夏も昨年同様、気温が高く、七月から八月にかけて三十五度を超える日も何日かありました。

そこではたと気づき、「何か暑さを避けることをしていないか」と聞いてみました。エアコンは当然として、それ以外で何か。すると、「ここ三日間、あまりに暑いので、家族が冷感マットを買ってくれたので腰に敷いて寝ていた」という答えが返ってきました。

原因はこのマットです。鍼治療で痛みをやわらげ、マットの使用を厳禁にしたところ、三日目には普通に歩けるようになりました。

最近はこういった冷感グッズがたくさん出回っていますが、使用には注意が必要です。

ある人は、陽が首に当たって汗をかくので首を冷やすマットを当てていたら、そのうちに首に湿疹ができて痒くなってしまった、と言っています。しかし、マットのせいだとは思わない。「マットは首を冷やすから良いものだ」と思い込んでしまっているわけです。

マットで首を冷やせば、体は「冷えては困る」と首に熱を送り、冷えないように自衛するのです。湿疹や痒みは熱を意味しています。その方も、首マットを止めることで首の湿疹はなくなりました。

湿疹を治そうとして痒み止めなどの塗り薬を使いたくなるのが人情ですが、そうすると事態はますます悪化します。まず、何が原因（きっかけ）で起こったのかを探り、それをやめてみることからはじめなければいけません。

冷感マットの類は、枕にも応用されています。同じく、夜寝る時に使うものですが、これら商品の謳《うた》い文句の一つは「エアコンを使わないから節電できる」。ほとんどがジェル（ゲル）状の物質を使用しており、いかに体の熱を奪って涼感を得られるかという点がセールスポイントになっています。

一見、いいことのように見えますが、とんでもない。生命の熱を奪うことは極力、避けるのが健康に生きる秘訣。率先して生命の熱を外に出すようにするなんて、やってはいけない行為です。エアコンはもちろんのこと、こういった冷感グッズは、特に就寝時に使うものはより注意が必要になります。

人は夜寝ている時、筋肉運動をほとんどしていません。つまり、運動による熱の生産はないといってよい。だから、寝相が悪いことは運動をしていることになりますから大変良いことなのです。夜、寝入った状態で冷感グッズを使用するのは、体の熱が一晩中、吸い取られ続けることを意味します。

たしかに、就寝の時はひんやりして気持ちが良いでしょう。しかし寝入ってしまえば、厄介な代物に他ならない。非常に疲れていたり、高齢で生命力が落ちていたりすると、熱の生産力が弱く、冷感グッズの吸熱力に負けてしまう。そして前述の方のように突然、思わぬところが痛み出すなどの症状が出てきます。

この痛みは、膝や足首、肘など、どこに出ても体の冷えを意味するという点では同じです。枕を使用した場合は、頭が痛くなることも考えられます。冷感グッズには冷感帽子という日中に被るものもあるようです。帽子はずっと被ったままということはあまりないことですから、まだ被害は少ないかもしれません。

最近の夏の暑さは異常ですが、涼を求めてばかりいると、逆に暑さに耐える力が弱くなり、熱中症になりやすくなります。秋から冬にかけて体調を崩すことにもなりかねません。

暑い夏だからこそ、汗を十分かくべし。これが夏を乗り切る秘訣です。

15 花粉症は風邪の一種？

九月にもなると、秋の花粉症が話題になります。よく耳にするのはブタクサですが、同じキク科のヨモギやセイタカアワダチソウ、それにイラクサ科のイラクサなどが花粉症の原因となるようです。

患者さんと話していると、「自分がかかっているのは、花粉症なのか風邪なのか、どちらかよくわからない」といわれることがよくあります。わからないと飲む薬も決められないから困る、と。

私にいわせれば、花粉症は風邪の一種なのです。

英語では風はｗｉｎｄ、風邪はｃｏｌｄ（＝冷える）、とはっきり区別されていますが、日本語の風と風邪は同じ発音で、会話の際、紛らわしいことがあります。

風は「気圧の高低差からくる空気の移動」で、風邪は「邪気の風」といえます。つまり、「風が邪気となって人に病気をもたらす」わけです。

邪気とは簡単にいえば、人に災いをもたらす目に見えない毒気を含んだ力のことです。極端な気象状況はみんな邪気といえて、風邪を音読みでは「ふうじゃ」と発音することに倣《なら》えば、冬の寒さは寒邪《かんじゃ》、夏の暑さは暑邪《しょじゃ》、梅雨時の湿気は湿邪《しつじゃ》、秋の乾燥は燥邪《そうじゃ》といえます。逆に、人を元気にする気は正気といいます。

では、どうして日本語では「風」と「風邪」は同じ発音になったのでしょうか。

これは単純に、「風が吹くようになれば風邪をひくことが多い」という実際の状況から発音でつながっていったのではと考えられますが、実はここに「風邪とは何か」を判断する鍵が秘められています。

そもそも、風が吹くと何が起きるか。

風はあらゆるものを舞い上がらせますから、風の中には目に見えない微細なものが含まれて飛んできます。塵《ちり》はもちろんのこと、雑菌、黄砂、インフルエンザ・ウイルス、スギ・ヒノキ・ブタクサの花粉なども含まれています。

これらを空気と一緒に人が吸い込むと、いわゆる風邪症状が起きる。風邪症状とは、くしゃみ、鼻づまり、鼻水、のどの痛み・いがらっぽさ、咳、痰《たん》、頭痛、倦怠感《けんたいかん》、筋肉・関節痛、発熱、悪寒《おかん》、腹痛、下痢、嘔吐《おうと》、脱水症状など――主に呼吸器症状や消化器症状、さらに全身症状が加わります。

一般の風邪は雑菌が原因、インフルエンザはウイルスが、花粉症は花粉が原因とされています。どれも微細な物質が鼻から呼吸器に、あるいは消化器に入る、または目に付着することから発せられます。つまり、「微細な物質による」という点では共通していると考えられます。

インフルエンザでは急激な高熱が特徴的ですが、あとは風邪症状と同じ。花粉症では涙、目の痒みや充血が特徴的で、こちらも他の症状は風邪症状と同じです。現代医学の見方では、微細な物質の種類で症状を分け、風邪、インフルエンザ、花粉症と区別しています。それは「原因物質によって症状が違う」という見方によるものですが、東洋医学の立場である私からすると、「微細な物質に反応してしまう体のほうに何かしら共通する問題がある」という見方になります。

なぜなら、ウイルスや花粉が空気中にたくさん飛んでいても、インフルエンザや花粉症にならない人がいる。ならば「なぜなるのか」という見方をするのが当然ではないか、と考えるからです。

一言で言ってしまえば、「微細な物質に反応してしまう体」とは、「疲れている」状態です。

よく「風邪をひきやすい体質」といわれる人がいますが、その体質は、毎日の食事や仕事の内容や環境などと深く関係しているものです。

それらの要因が元になって生命力が衰えているから風邪をひきやすい。つまり、「生命力の衰え」こそ「疲れ」といえるのです。さらに根元的な言葉でいえば、私が繰り返しいっている「体が冷えている」という状態です。

ですから、これまでにも述べたように、毎日洗髪するなど体を冷やしがちな行動は、風邪や花粉症の重要な要因となるといえるのです。

16 ウォーキングのすすめ

ここ十年近く、私は毎日十五分ほど歩いて最寄りの駅まで行き、電車を降りてからまた十五分ほど歩いて仕事場に行くようにしています。往復計約一時間。十五分ほどの歩行は、ちょうど汗をうっすらとかく程度で、春や秋であれば心地よい、冬であれば体が温まる時間の長さです。ただ、夏は陽射しが強く非常に厳しいですが。

それ以前は、最寄りの駅まで古い自転車で往復していました。ある時、自転車が使えなくなり、やむを得ず歩くことにしたのですが、いざ歩いてみると、いかに歩くのが大変か、いかに体に負担がかかるのかを実感しました。

そこで、はたと気づいたのは、「自転車で使う筋肉と、歩く時に使う筋肉は違う」ということです。

たとえば、プロの競輪選手の太腿《ふともも》は並の太さではありません。聞くところによれば、優に太さ七十センチはあるそうです。その脚力で競輪選手がレース時に出すスピードは、特別な自転車ではありますが、時速六十五キロ以上にもなります。

たしかに、競輪選手の太い腿肉は自転車のペダルを回すには適していますが、一方で立ったり歩いたりする時に使う下腿のふくらはぎは貧弱で、長い時間歩くのが苦手だと聞きます。また、自転車に長く乗ってから降りると、その歩き始めに少しふらつきを覚えることがあります。

これは長い時間、自転車に乗って疲れたというより、どうも歩行に使う筋肉を長い時間使わなかったことによるふらつきといえるようです。同じ脚を使うのでも、地上を歩くのと自転車に乗って走るのとでは、使う脚の筋肉が違います。

自転車に乗ると、お尻がサドルに直接当たり、股が左右に割かれます。そうなると、腰の真ん中にある仙骨《せんこつ》（骨盤の中心にあり、背骨を支えている）と左右のお尻の骨が離れるよ

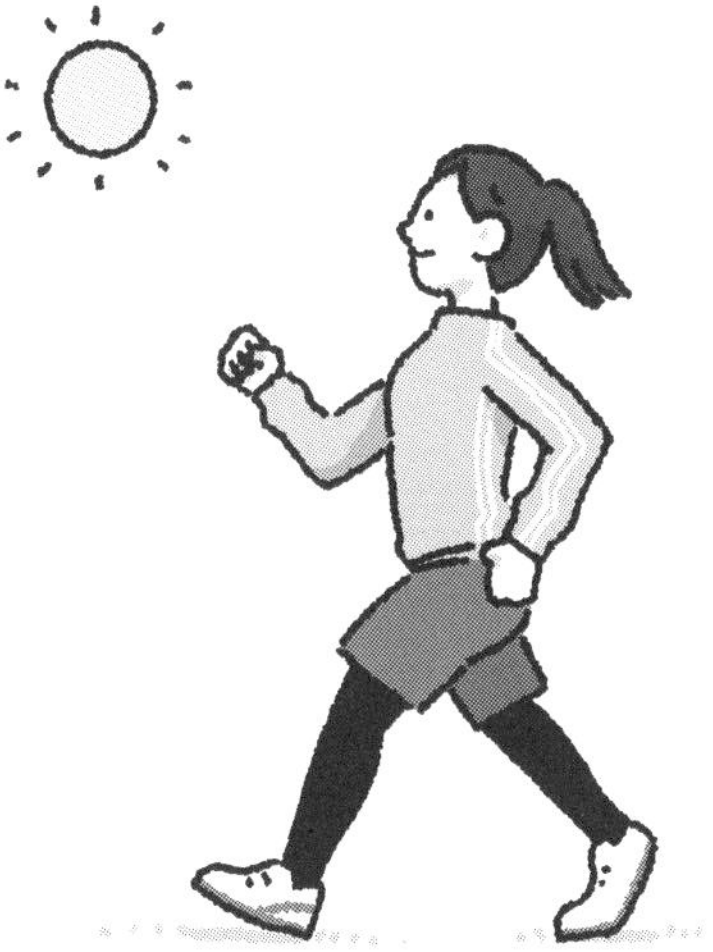

うっすらと汗をかく程度に歩くと効果的

うに力が働きます。つまり、体重は両脚で支えられるのではなく、仙骨にかかる体勢になります。この体勢は、競輪選手が太腿を思い切り動かすのには適しているわけです。

我々は生活するうえで、重力（正確には重力加速度＝G）という見えない力に逆らい、重力を体重として感じて生活しています。人は生後、まず四つ足で這《は》いながら手足の筋肉や関節を鍛え、次に立ち上がって歩行を始め、ついには走ることができるようになる――というように徐々に鍛えられて、日常的にはほとんど負担にならない体になる。

つまり、人が「二本足で立って生活できる」のは、「重力に十分抵抗できている」ことに他ならず、それができなくなる状態こそが病気なのです。病気が重くなるにつれて人は大地に引っ張られ、ついには立っておれず、横になってしまうのはそのためです。

このように考えると、重力を避けて楽に生活するのは体に良いとはいえないでしょう。

その良い例が宇宙飛行士の報告です。無重力状態の宇宙空間で長い時間、生活していると、急速に体が衰えていく。たとえば骨量は急速に減り、骨折や尿路結石のリスクが高くなったり、ふくらはぎの筋肉は毎日約一％ずつ細くなったりする。これは地上で二日間寝たきりの生活をすることに相当し、高齢者の約半年分の筋萎縮量に相当する速さです。

無重力の生活を続けるとどうしてこのようになるのか。それは人が一Gで生きられるようにできているからとしかいいようがありません。

また、人は過剰に重力がかかった状態でも生きていけません。その良い例がジェットコースターで、最高二～三Gの重力がかかるといいます。

背中を正して座る、背筋を伸ばして歩くなどは、重力を臀部《でんぶ》や両脚で受ける姿勢です。いつも体重が両脚にかかるように生活することは、体を疲れさせない要素の一つなのです。

ですから、サイクリングはともかく、自転車を常に使っていれば脚や体の抵抗力が弱まると心得て、私のようにうっすら汗をかく程度に歩く時間を、できるだけ多くどこかで取ることが大切です。

17 艾《もぐさ》を使った治療

先日、仲間と寄席に出かけ、久々に笑いを満喫しました。その寄席は昼夜入れ替えなし、二千五百円の木戸銭で昼の十二時～夜の八時三十分まで楽しめます。こんな安い娯楽は今時、珍しいでしょう。

さて、落語の一つに「強情灸《ごうじょうきゅう》」という噺があります。昔はどの家にも艾《もぐさ》の一袋くらいはあったもので、いわば家庭常備薬の一つ。艾を使って灸をすえるというのは日常的なことでした。時に、子供がいたずらをすると「止めないと、お灸をすえるよ！」などといって叱ったものです。

落語の「強情灸」は、肘に浅間山のように盛り上げた灸の山をつくり、そこに火をつける。だんだん熱くなっていく様を噺家《はなしか》が表情豊かに演じます。「石川五右衛門の釜茹《かまゆ》でと比べれば熱くない」とやせ我慢を続けるも、とうとう辛抱たまらず艾を払い落としてしまう。なおも「五右衛門……」という男に、友人が「五右衛門がどうしたって？」「……さぞ熱かったろう」がオチ。

話の途中に、切艾《きりもぐさ》を手ではたいて艾を払い落とし山のように固める、という仕草があり

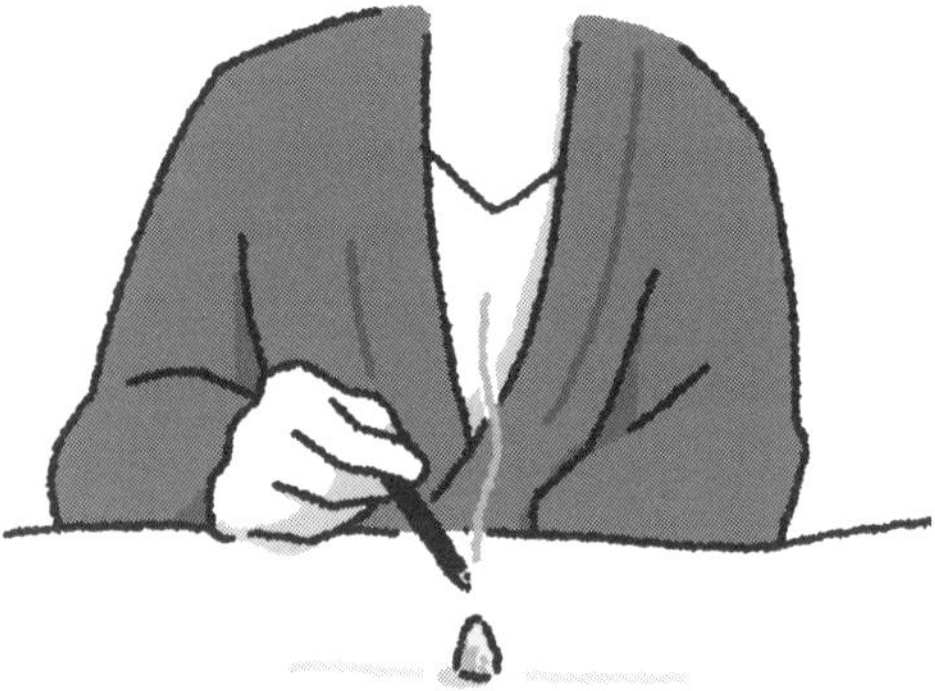

灸をすえる時の構え

ます。以前は「ばら艾」と「切艾」の二種類ありました。ばら艾は艾をほぐしたもの。切艾は艾を薄くのばして紙で袋状に挟んだもの。つまり、お灸のひと粒の大きさになるように、あらかじめ分けられて、シート状になったもの。

今では艾は、ほとんどの人が目にしなくなり、もちろん各家庭にも一握りの艾も置いてないでしょう。

そこで今回は、艾の役割を一つ紹介して、身近に置いておくと良いものであることを知ってもらおうと思います。

艾は川の土手などに自生しているヨモギから作られます。ヨモギは薬草の一種です。漢方薬の材料にもなっていますから、口に入れても少量であれば害は全くありません。五月の節句によく食べる草餅の緑色はヨモギの色で、そのためモチグサともいわれています。草餅は健康を願う気持ちが込められたお菓子なのです。

艾はヨモギの綿毛を集めて作ります。一握りの艾といっても大変な量のヨモギが必要で、しかも非常に手間をかけて作られます。それに加えて、近年では需要が激減していますから、ある程度、値が張る。ご多分に漏れず、最近では中国産の艾も多くみられます。

日常での最も有効的な使い方は、切り傷や火傷の時に使う外用です。

艾の止血作用は抜群です。包丁やナイフで皮膚を切った、転んで脛《すね》などを擦りむいて血が出た、湯で火傷した……などなどの時、泥がついていれば払い落とし、待ったなしで直接患部に艾を押しつける。艾は無菌で、直接患部に押しつけると一瞬ピリッとした一種の痛みを感じますが、それを我慢して艾の上からガーゼを当て、絆創膏で固定する。

艾は特に取り替える必要はありません。風呂などで濡れたりした時に、濡れた部分は取り替えたほうがよいですが、患部にしっかりとくっついている艾は無理にはがすと出血します。原則として、一旦張りつけた艾は何日もそのままにしておく。

そうすると、あるとき患部が痒くなり始めます。それは傷んだ組織が回復してきている証拠です。さらにそのままにしておくと、自然に艾がポロリとはがれ落ちます。不思議なことに、艾で治った患部には、傷の痕跡がほとんどありません。いずれ完全に元の皮膚に戻ります。

これは私の体験ですが、剪定鋏《せんていばさみ》で庭の笹竹の枝を切っていたら、うっかり手を滑らせて左中指の先を五ミリほど削いで出血してしまいました。急いで傷口に艾を強く押し込めて、絆創膏で固定しました。最初はジンジンと痛かったのですが、一時間もすれば治まり、約一週間で傷口が閉じて、二週間後には肉が盛り上がり、元の指になりました。

艾は火をつけるだけが能ではありません。艾は古いほど、乾燥しているほど良い。常備薬の一つに艾はお勧めです。

18 おしっこは体調を測るバロメーター

近年、日本の高齢者人口はますます増える傾向にあり、「令和三年版高齢社会白書」によれば、六十五歳以上の人口は三千六百万人を超え、総人口に占める高齢者の割合は二八・八％となりました。「高齢者が増える」を言いかえると、「おしっこの近い人が増える」。最近、大人のおむつのコマーシャルをテレビや新聞で見ることが多いのはそのためです。

男女を問わず、大人がおむつを使うのは尿失禁の状態が疑われます。ひどい人だと、階段をトントントンと勢いをつけて降りるだけで失禁してしまう。そういう女性の話を耳にしたことがあります。また、昼間は平気でも、夜になると尿が近くなり、夜中に何回か起きてしまう人も多いでしょう。

反対に尿がなかなか出ない、トイレに行く回数が少ないという人もいます。先日みえた二十歳代の女性は、一日に二回しか排尿しないといいます。その人は健康な若い人なのでむくみなどの違和感は全くないといっていましたが、高齢で排尿が少ない場合は体にむくみが起こりやすく、いわば病的な状態になる傾向にあります。

体にとって尿はどんな役割があるのかを考えてみます。

そもそも、人はなぜおしっこをするのでしょう。現代医学では、尿の役割を「腎臓で濾《ろ》過《か》されたアンモニアなどの老廃物を排泄し、同時に水分調節をする」としています。確かに尿が出ないと体がむくむ、つまり水分や老廃物が溜まるわけですから、この説明はその通りです。

ただ私の見るところ、もう一つ大切な役目があり、それは尿が温かいことに関係しています。

尿が温かいのは体内で温められるからですが、おしっこを体から出すことはすなわち、体から熱を出すことになります。このことから、「おしっこは体の熱をコントロールしている」といえるのです。

微妙な体温調節は、汗をかいたり息を吐いたりすることでもしていますが、汗や呼吸と尿には密接な関係があります。運動をすれば呼吸が速くなり、汗をたくさんかく。と同時に、尿量は減って濃くなる。これは誰もが経験していることでしょう。

では、ここでクエスチョン。

冷えたビールをたくさん飲むとトイレが近くなります。なぜでしょう。

冷たいビールは体を冷やす。ですから、体は冷えないように水分を早くたくさん出してしまおうとするのです。水分、つまり尿を膀胱《ぼうこう》に長く溜めれば溜めるほど、体熱が吸い取られるので、頻繁におしっこをして冷えを防ごうとするのです。何らかの事情でトイレに行きたいのに行けないと、ついには寒気がして震え出すことがありますが、これも同じ理屈です。

歳を取ると平熱が低くなる傾向にあり、三十六度を割る人もかなり出てきます。そうなると、ビールの話と同じように、体は冷えるのを防ごうと頻繁に水分を出そうとするのです。これが歳を取ると尿が近くなる理由です。歳のせいで膀胱の尿を溜める力が弱くなっただけではありません。

排尿の時に気になるのは、一回の量とその勢いです。一般に排尿回数が少なければ、一回の量は多くなります。高齢者の一日の尿量は一千二百ccぐらいですから、一日七〜八回程度の排尿だと一回百六十cc前後になる。女性の方が頻尿傾向ですが、一日十回を超えると、体はかなり冷える傾向にあるといえます。

大まかにいえば、昼間は二時間に一回の排尿が普通です。夜間は体を使わないので蓄尿が少ない。しかし、たとえ布団に入って温かくしていても、昼間のように筋肉を使っていませんから体は冷えやすい。そこで夜のトイレが近くなる。体調が悪い時や冷たい外気に長時間さらされると、トイレが近くなるのも同じことです。

また、排尿時の尿線は体の力を表しますから、歳をとるにしたがって尿の勢いが衰えるのは当然です。時には尿が十分出きらないという感覚があり、これを残尿感といいます。

ことほど左様に、尿の量や勢いは体の状態と関係があり、決して膀胱だけの問題ではないことを、頭に入れておくとよいでしょう。

19 おしっこからのメッセージ

前項は尿の量についての話でしたが、今回はその質についてお話ししましょう。

尿の色は、普通は透明か、やや黄色みを帯びています。さらによく観察すると、朝一番や激しい運動をした後の尿は、かなり濃い色をしています。

このように尿の色は変わりやすく、体の調子が悪いと血が混じって血尿になる。血尿でも、腎臓や膀胱などの病気の時はコーヒーやコーラの様な濃い茶褐色になることもあります。

つまり尿の色は体の熱の状態を表しているのです。たとえば尿の色が濃い時は、体に籠《こ》もっている熱が体外に出ているということになります。

普段の生活の中で経験する濃い尿は、体の熱が少し強くなっている程度ですが、腎臓の病気などの時の色は熱が漏れていると理解します。つまり、体力がかなり消耗して熱を調節できなくなって溜められない、ということです。このような状態では、手足は当然のこと、全身もかなり冷えています。

体の冷えを示すものに、尿の白濁があります。白は寒色で、冷えを意味している。現代医学的には、カルシウムや尿酸が混じっているとしますが、そのような物質が排泄されること自体が、体の弱りである冷えを示していると考えています。

このように尿色の暖色傾向は体に熱があることを示し、寒色傾向は体が冷えているということですが、どちらも「もとは体の芯は冷えている」という点が肝心です。体の芯の冷えとは広く解釈すれば生命力の低下、軽く考えれば疲れているということになりますが、つまりはどちらにしても体の弱りです。

ただ、朝一番の濃い色などは睡眠を取った後ですから、これはむしろ体力の充実を示す熱で、良い意味あいです。

このような見方は東洋医学独特のもので、尿の異状を血液やたんぱく質などの成分の異常という観点で見ないで、熱（冷え）の偏りという視点で判断していることになります。

また、その偏りのもととなる原因として、体の衰えを常に念頭に置いている、というわけです。

色以外では、おしっこをした時の泡立ちも、体の熱を判断するのに大切な要素です。

体は、熱が籠もると尿として余分な熱を出そうとするわけですが、その熱が何日にもわたって体に籠もると尿は粘性を帯びる。そうなると泡は細かくなり、なかなか消えない状態になります。細かい泡がたくさんできてなかなか消えないのは、尿に甘味があり、粘っこくなっているからで、それは尿の甘い臭いや便器の汚れなどからも類推《るいすい》できます。

こういった尿の泡立ちは、糖尿病の特徴の一つです。糖尿病は、甘いものや高カロリーの食事と密接な関係がありますが、これは熱量の多い食事を毎日摂りつづけると、熱を尿として排泄しきれなくなってくることを示しているのです。

つまり、糖尿病は熱が体に慢性的に籠もっている病気なのです。

女性の悩みとしてよく聞くのは排尿痛です。これは膀胱炎の症状の一つで、男性の場合は尿道炎のことが多い。病院で大腸菌などの細菌感染が見つかれば、膀胱炎や尿道炎という病名がつくでしょう。炎症が起きるのは、菌の働きを押さえる膀胱の力が弱くなっている、つまり冷えているとみます。

しかし菌が見つからなくても、膀胱炎様の症状はよくみられます。Aさん（女性）の例ですが、彼女は非常に几帳面な性格で、人との約束ごとは事前に十分な準備をして臨むという習慣がありました。ある時、予定の時間より早く友人が来訪してきたため非常に慌ててしまい、トイレに行っても全くおしっこが出ないことがあった。それ以来、少しでも緊張すると排尿時に痛みがあり、量も少なくなったといいます。

緊張で尿道が狭くなり、排尿障害が起こっているのです。緊張感や不安感のような心理的な要因でも体は固くなり、冷えて尿量が減る。時に震えが来るのはそのためです。

ことほど左様に、尿は体の熱の状態、言い換えれば冷えの状態を示す重要な指標となります。尿の色と泡立ちは体調の貴重なメッセージなのです。

第三章

私の養生訓

20 重力に負けない体を保つ

ある雑誌の編集者から、「先生の、これぞという養生は何か?」と聞かれましたが、私は「これぞ」といえるほどの養生はしていません。とはいえ、生活の中で注意していることがありますので、これを機会にいくつか挙げて簡単な説明をしてみましょう。

一．まずは歩く

二〇一三年までは、往復一時間ほど歩いて仕事場まで通っていましたが、今は自宅の傍《そば》に仕事場を移したため、歩く時間の確保が課題となりました。

歳を重ねると、電車やバスに立って乗っていると膝や腰が疲れてきて早く座りたくなるもの。これは、大げさないい方になりますが、「地球の重力に逆らえなくなる」ということで、つまり養生の第一は「重力に負けない体を保つ」ことだといえます。

そのためには、まず足腰の筋肉を鍛えることから始まり、その手っ取り早い方法が歩くことなのです。歩くということは、自分の体重を両足に載せて運ぶわけですから、歩き続けることで脚の筋肉は鍛えられる。

　また砂利道や坂道あるいは階段などを避けないで歩き、いろいろな状況に関節を対応させる。関節は靭帯《じんたい》、腱、筋肉で支えられていますから、これは筋肉の運動になるわけです。

　さらに、うっすらと汗をかくほど続けて歩くことも大切です。時間でいえば、少なくとも十分から十五分は歩き続ける必要があります。リュックサックに何かを入れて背負って歩くのも一つの方法でしょう。

　一方、ジョギングやマラソンのように関節を速く動かす運動は、必ずしも良いとはいえません。速い動作は関節に負担を掛けることがあり、筋肉の疲労を招きやすいからです。

　簡単な運動といえば、昔からラジオ体操がありますが、私の印象ではこれは少しテンポが速い。筋力をつけるには、動作に加速をつけないでゆっくりやった方が良い。その点からいえば、太極拳はゆっくりでいいかもしれません。同じように、走るよりも歩行の方が、ゆっくりとした動きなので下肢には負荷がかかり、そのぶん筋力がつくといえます。

　歩くことは養生の中で一番の基本です。足腰の安定は重力に逆らう力があることを示し、結果として全身の安定につながります。

歩かなくとも、立っているだけでも体にプラスではあります。電車に乗れば座りたいと思うでしょうが、「座れないけれど、体にプラスになる」と思えば苦にならないでしょう。

二、その日の内に床に就く

私は、若い頃は午前二時より前に床に就くことはなかったのですが、歳を取ると睡眠不足が一番体にこたえます。若い人でも睡眠不足は体に影響しているはずで、疲れの大きな原因は睡眠不足と考えても間違いではないでしょう。特に最近の子供は、ゲームなどで慢性的に睡眠不足の傾向にあるようで心配です。

寝る時は横になりますから、これは重力に逆らわない動作といえます。それだけ体にかかる刺激が減ることを意味します。

寝る時は、その他のいろいろな刺激もなくしましょう。たとえば部屋を暗くして目をつむり、音のない静かな環境を作り、寝巻に着替えて肌への刺激を少なくし、布団を掛けて体が冷えるのを防ぐ——つまり目や耳、皮膚への余計な刺激を抑えることが大事です。

昔は、就寝は午後十一時頃が常識でした。恐らく、当時はその時間になると周囲は真っ暗、あらゆるものが活動を止めて静寂に満たされていたのでしょう。

つまり、それくらいの時間になれば外界から脳への刺激が全くなくなる。刺激がなくなって初めて脳は基礎的な生命活動だけになって人は眠りに落ちるのです。

眠れなければラジオから流れる音楽や話を、床の中で音量を抑えて聞くのも手です。そうすれば、小児が子守唄や童話を聞いて眠るように、昼間の興奮が治まります。

睡眠に代わる食べ物や薬はありません。疲労の回復には、十分睡眠を取ることがまず必要です。これも養生の基本です。

21 食材は慎重に選ぶ

前項に続き私が生活の中で注意していることについて。最近はアレルギーの話題が増えているので、毎日の食べ物についての養生をいくつか挙げます。

三．遺伝子組み換え（GM）食品を避ける

実は、街で買う食べ物は、今ではかなりの物がGM食品で、私たちは無意識のうちにこ

の食品を口にしています。これは現在の重大な社会問題といえます。

ＧＭ作物には、コーンや大豆、ジャガイモなど様々なものがありますが、たとえば大豆の場合、除草剤の影響を受けない品種が生産されています。これを「除草剤耐性」といいますが、この大豆なら、雑草の生い茂っている大豆畑に除草剤を撒いても枯れない。いいことのように見えますが、つまりは有害な除草剤を浴びた大豆ができるわけです。

あるいは作物そのものに殺虫能力をもたせて、害虫が葉っぱを食べると死んでしまうものもあり、それらは「殺虫性」といわれます。

ＧＭ食品の一番の問題点は「安全性が確認されていないこと」です。

遺伝子はもともと細胞の中で必要な場所や必要な時に働くように制御されています。しかし遺伝子を人工的に組み換えたものは、どのような場所や時にも働くようにしてあるため、逆に正常な遺伝子の働きを狂わせることになる。結果、思いがけない物質を含んだ作物が作られます。

そのような物質は当然、人の体に馴染みません。これは人の生命の元であるＤＮＡが突然変異を起こすことにも等しく、様々な病気になる可能性を否定できないでしょう。アレルギーは「食べた物に体が拒絶反応を示している」とも受け取れるわけで、それはＧＭ食品をたくさん食べていることにつながっている、といえるかもしれないのです。

四．石油化学合成添加物（化学添加物）を使っていない食品を摂る

人が口にする食べ物は、これまでは植物性か動物性といった自然のものでした。ところが最近の食品には、甘味料や調味料などの味付けをはじめ、色、匂い、保存性、防カビなどのための新しい添加物がふんだんに使われています。

添加物には既存添加物と指定添加物があり、どちらも国が指定するものでそれぞれ四百種以上あります。

既存添加物は天然添加物とも呼ばれており、日本で長い歴史を持つ添加物も含まれます。一方、指定添加物は、基本的に人工的な化学添加物のことをいいます。

見分ける方法は簡単で、「安く、早く、大量にできる物」は化学添加物が使われた製品である可能性が高い。

たとえばアイスクリーム。安いものほど合成のβ-カロチンや粘りを付けるもの、乳化剤などの化学添加物がふんだんに使われています。

平成二十三年三月に厚労省は「保育所におけるアレルギー対応ガイドライン」を出し、

文科省は平成二十五年十二月に「食物アレルギーの小中高の児童生徒は全国で四十五万四千人に上った」とアレルギーのある子供が増えている、と発表しました。

様々な調査が行われていますが、どれも「なぜアレルギーが増えているのか」までは踏み込んでいません。

私はその理由がGM作物や化学添加物にある可能性は十分ある、と考えています。

化学物質を使った添加物は基本的には体に馴染みません。体に馴染まないということは、消化に大きな負担がかかること。つまりエネルギーを大量に消耗してしまい、食べることで体が冷えてしまう。だからGMと同様に、体は拒絶反応を示してアレルギーなどになるのです。

GM作物や化学添加物を使った食品を避けるのは個人ではなかなか難しく、信用のおける生協や自然食品の店に頼るしか手はないようです。

最近では、牛や豚の飼料や魚の養殖に使われる餌にもGM作物や化学添加物の入ったものが使用される傾向にあり、表示で判断できる野菜などに比べて肉類や魚類の選択は大変です。

22 エネルギーを消耗しない食材

五．食材は、動物系、植物系を問わない

私の朝食はご飯とみそ汁の日本食、昼食はご飯のお弁当、時々そばやパンです。肉類を摂るとすれば昼食か夕食で、食事量は一定です。

人間は雑食なので、動物系、植物系に関係なく食材を選べます。ですから「偏食をしない」ことは大切です。

一説には、人は食材に火を通すことを知ってから食性が変わり、体質も変化して病が生じるようになったといいます。しかし、料理に火を使うことに慣れた現代人にとっては、むしろ火を通さない生ものの方が、冷えに通じるため注意が必要です。

これまで述べてきたように、東洋医学の考えでは、体の冷えは病に通じる。体が正常であれば温かく、生命がなくなれば冷たい、病はその中間の状態と見ているのです。

つまり病気とは、温かい部分と冷たい部分が同居している状態といえます。

ですから「新鮮ならば生ものでも良い」といっても、体の力（エネルギー＝熱）の状態に応じて摂らなければいけません。例えば毎日刺身や果物をたくさん食べるのは、栄養があるとはいえ、生ものは体を冷やすためエネルギーの消耗につながる可能性があり、毎日摂るのは避けた方がよい。

また、未熟児や栄養失調の子供にミルクをあげる時でも、大切なのはその濃さで、状況に応じて濃さを調節して温かいものを少量ずつゆっくりと与えなければいけない。一度にたくさん与えると、消化不良を起こして下痢となり、時には死に至る可能性もあります。

口から摂るものは、体力に応じて取り入れることを常に考えておく必要があります。体力があれば生でも良し、雑食して良し、です。質に応じて量を調整することも大事です。

食生活は人それぞれですが、食べると発疹が出たり吐いたりするアレルギー体質の人もいます。

逆に、好き嫌いなく、何でも食べられるということは、体調が安定している証拠といえます。また何でも食べていれば、栄養が偏ることもなくなる。ですから、「偏らず、何でも食べる」ことが健康につながるといえます。

六．お砂糖には慎重に

以前ボストンの友人宅を訪ねた時、冷蔵庫にチョコレートがぎっしり詰まっていて驚いたことがあります。

たしかに人の体にとって甘味は熱源として必要ですが、ほとんどの食材に甘み（糖質）はあるものです。特に植物系の食材を摂っていれば、甘味の必要量は満たされるようになっています。

たとえば人参やキャベツをとろ火でじっくり煮ると、かなり甘味が出てくるでしょう。食材は、最小限の味付けや調理で十分食べられるものです。

甘味を含む植物といえば、その代表的な物がサトウキビで、その茎の中に、ブドウ糖と果糖から成る蔗糖《しょとう》を含んでいます。人はそれを取り出し、精製して白砂糖として使います。つまり白砂糖は植物の甘味を化学的に取り出したもの。この他に、化学添加物として人工甘味料があります。

しかし最近は、食材そのものに十分な甘味があるにもかかわらず、さらに白砂糖や人工甘味料を加える人が多い。通常の食事のおかずの味付けだけでなく、菓子類やケーキなども豊富で、日本の食生活の環境は甘いもので満たされているといってよいでしょう。例えば酸っぱいはずの梅干ですら甘い。

そこで問題になるのが、糖尿病です。厚労省の平成十九年度の発表によれば、糖尿病を「強く疑われる人」と「可能性を否定できない人」を合わせると二千二百十万人もいる。

この数字は、甘味を摂り過ぎている人が如何に多いかを端的に示している、といえるでしょう。日ごろ肉体をあまり使わない都市の生活環境に加えて、多すぎる甘味料。体に摂り入れる熱量が多過ぎれば、その消化に過剰にエネルギーが使用され、逆に体は冷えて、病気になるのです。

23 気候や風土にあった食事を摂る

七．旬のものを摂る

私は野菜や果物は、その季節に採れるもの、つまり旬のものを食べるように心がけていますが、近ごろは旬というのが曖昧になってきました。

たとえばイチゴ。「イチゴの旬はいつか」と若い人に聞くと、「クリスマスの頃」や

「冬」という答えが平気で返ってきて驚きます。旬はもちろん露地物《ろじ》（露天の畑で栽培された野菜や花）に使われる言葉で、この頃はハウス栽培や貯蔵法の発達でイチゴに限らず食材の季節感がない。

お米には新米、そばには新そばがあり季節感がありますが、一般に主食には小麦も含めて旬があまり意識されず、長年の民族的な習慣から一年中食べられるようになっています。どうして旬の食材は体に良く、美味しいのか。これは果物でいえば自然に熟したものだからです。

自然に熟したものは消化吸収に負担がかかりません。その理由は、人の体そのものが四季に同調して変化しているからです。「季節と体脂肪率の関係」のデータによれば、寒くなると体脂肪率が上がります。体脂肪率に季節的な変化があれば、その他の器官にも何らかの変化があると考えられます。たとえば、暑い季節になると皮膚が緩み冬には締まるなどもその類です。

つまり人間の体は旬のものと波長が合うようにできている、ということです。このように考えると、季節に合ったものを摂ることは、体にとって無理がなく、負担がないのです。

また、その食べ物が採れた場所によっても、体に与える影響が違います。その筆頭はバナナで、最近ではマンゴーなども人気と聞きますが、熱帯地方の食物などを常食すると体は徐々に冷えてくるので注意が必要です。体の負担を考慮して、自分の生活圏で採れたものを食するのが原則です。

八．納豆、漬物、シラス、海苔などを摂る

我が家の朝食は和食で、五分搗《ごぶづき》のご飯とみそ汁が基本です。それに納豆、時に茄子やキュウリの漬物、梅干。その他にシラスや海苔、ラッキョウなどを適宜。

簡単にいえば、海の幸と山の幸を少量ずつ摂っています。ただ、一つ注意していることは、同じものを毎日続けてたくさん摂らないことです。

以前、アメリカのボストンでB&B（ベッドと朝食の意味で、民宿の一種）に一週間ほど泊まりセミナーを開く、ということを何年か続けたことがありました。毎日の朝食はもちろんパンとミルクやオレンジジュース、それにハムエッグなどです。

その当時、こんな経験をしました。一週間のセミナーを終えて、帰国する頃になると、毎回決まって原因不明の体の痒みに悩まされました。

ふと思いついて毎朝必ず飲んでいた、グラス一杯のオレンジジュースをやめてみたとこ

ろ、その痒みは治まったのです。

柑橘系のものを毎朝飲む食習慣のない私には、体への負担が大きかったのでしょう。柑橘類を毎日摂っていたために体が冷え、熱が表面に出て痒みとなったのです。

柑橘類の酸味はクエン酸によるのですが、これが意外と曲者です。私の見方では、酸味は消化器系の細胞や酵素の働きを抑えて体を冷やすものなのです。ですからオレンジ類は体を冷やす働きがある。その上にジュースは冷えていたのです。

洋食では植物性のパンに動物性の肉や卵を一緒に摂るのが基本です。なぜなら小麦が冬の収穫なので動物性の熱を必要とするからです。

その点、お米は秋の収穫なので、熱量の豊かな食材といえます。しかしそれは玄米での話で、白米を好んで食べる人には、玄米から削り落とされた糠や胚芽に相当するものを別の食材で補う必要があります。

そこで主に注意することは、「偏らないように選ぶ」「少量ずつ摂る」「常温にして摂る」などです。

24 嗜好品《しこうひん》の摂りすぎに要注意

九．酒、コーヒー、チョコレートなどに注意する

最近、私が気づいたことは、体に良いものでも日常的に、習慣的に飲んだり食べたりすると、少しずつ〝何か〟が体内に蓄積し健康に影響する、ということです。

以前、「体が痒くて仕方がない」という男性が来院し、奥さんも同じ症状だという。そこで毎日、口にしているものを挙げてもらったところ、二年ほど前から欠かさず天然の甘酒を飲んでいるとのこと。これは怪しいと感じ、甘酒を止めてもらったら、すぐ痒みは治まりました。

もちろん、甘酒そのものに害があるというわけではありません。甘酒を飲み続けることで、体が消化しきれない〝何か〟が少しずつ蓄積していったのです。私は、これを〝熱の蓄積〟と呼んでいます。

コーヒーや紅茶、烏龍茶、酒も同様です。少量だから良いというものではなく、習慣的

に飲むことが問題なのです。

例を二つ紹介します。

一つは、八十歳になるご婦人の例です。そのご婦人は一週間ほど前から毎朝、右膝の痛みで目が覚めるようになりました。原因をいろいろ考えてハタと気づいたのは、腎不全で長く患っていたご主人が二年前に亡くなり、それまでご主人に気を遣って我慢していた好物のナツメとサンザシを毎日一つずつ食べていたことです。

私が「同じものを毎日摂るのは良くない」といつも言っていたことを思い出し、止めてみたら、膝の痛みはすぐ治まったそうです。

もう一つは、筋肉が萎縮する難病に罹《かか》った女性の話です。その病気は遺伝性がなく、発病の原因は不明。ただ、彼女は発病するまでコーヒーを毎日十杯は飲まずにいられない、という人でした。

コーヒーが直接の原因ではありませんが、それを多量に飲み続ける習慣は彼女にとって良くなかった、と考えられます。

習慣的な飲食の影響は、予測がつかないだけにやっかいです。おそらく好物は体が要求するのでしょうが、摂り過ぎる嫌いがあります。

例外として、ご飯とみそ汁だけは日本民族の体を作ってきた食べ物であるため、毎日摂っても問題はありません。ですが、それにもGM（遺伝子組み換え）作物や化学添加物の問題が潜んでいるので注意が必要です。

最近では、サプリメントや健康飲料を毎日飲む人も大勢いますが、健康に良いとされているだけにやっかいです。

本来、これらの健康食品を摂れば体の異状は徐々になくなり、いずれは摂取しなくても健康になるはずです。しかし、実際は「肩が凝る」「腰や膝が痛い」などの辛さがなかなか解消されず、それどころか次々と新しい商品が開発され、摂取する種類が増える一方となっています。

健康の秘訣の一つは、できるだけ体自身になんでもさせる、ということ。例えば次のようなことです。

- バスや自転車に頼らず、できるだけ歩く
- 固いものを、ゆっくり噛んで食べる
- 下剤に頼らず排便する
- 入眠剤に頼らず眠る

- 陽を浴びる生活を心がける
- 風邪で熱が出れば、体を休めて解熱を待つ
- できるだけエアコンに頼らず、自然の気温に体を慣らす

同様に、食べたものは、ことさら乳酸菌や消化剤に頼らず、できるかぎり自力で消化する方が体にとってはよいのです。

今回取り上げた酒やコーヒーは、嗜好品です。「嗜癖《しへき》」という言葉がありますが、極端にいえば、嗜癖とは中毒のことで、それなしには落ち着かない、時には震えなどの体の変調をきたす、というものです。

以上を踏まえてまとめると、嗜好品の習慣的な飲食は体のエネルギーの消耗につながる、もし体に異状が出た場合は、ただちに摂っているものを止める、ということです。

十．緑茶をよく飲む

25 緑茶は日本人の健康長寿に欠かせない

我が家の居間にあるテーブルには、いつでもお茶が飲めるようにお茶缶と急須が置いてあります。私にとって煎茶は非常に身近なものです。

二〇一四年五月十五日付の東京新聞で、「認知症　お茶が効く？」という興味深い記事を見つけました。記事の内容を簡単にいえば、「緑茶を毎日飲む人は、飲まない人よりも認知症になるリスクが低く、その発症率は飲まない人の三分の一」、また「週一～六回飲む人の発症率は二分の一に減る」というものです。

この研究は金沢大学の山田正仁教授（神経内科）らの研究グループが、二〇〇七～〇八年にかけて、石川県七尾市中島町の六十九歳以上の住民九百八十二人を対象に緑茶、紅茶、コーヒーの摂取習慣を聞き取り調査したもの。その内、認知機能が正常で、五年後に所在が確認できた四百九十人を再度調査したものです。

最近の厚労省の報告では、認知症の患者数は四百六十二万人もおり、いまだ増加の傾向にあるといいます。先の研究結果と認知症の増加傾向は、毎日緑茶を飲む日本人の習慣が廃《すた》れつつあることと無関係ではないように感じます。

確かに最近、街のレストランに入っても、出てくるのはほとんどが冷たい水。昔は温かいお茶が当たり前だったことを思うと、隔世の感があります。おそらく近頃は各家庭でも、お茶を飲む習慣は少なくなっているのではないでしょうか。

この研究結果で興味深いのは、緑茶と紅茶で結果が違うという点です。

ここでの緑茶は煎茶のことと思われますが、どうして緑茶の方には認知症を予防する効果があるのでしょうか。

どちらも元となる茶葉は同じですが、緑茶と紅茶の茶葉では作り方が異なります。

茶葉の発酵は、味噌や醤油を作る時に作用する微生物によるものとは違い、茶葉に含まれるカテキンなどの酸化酵素の作用によるものです。

紅茶は茶葉を完全に発酵させるのに対し、緑茶の場合は、茶葉を摘んだあと、すぐに蒸して発酵を抑えます。つまりお茶は発酵の程度で違った種類になるもので、例えばウーロン茶は発酵を五十％で止めたものです。

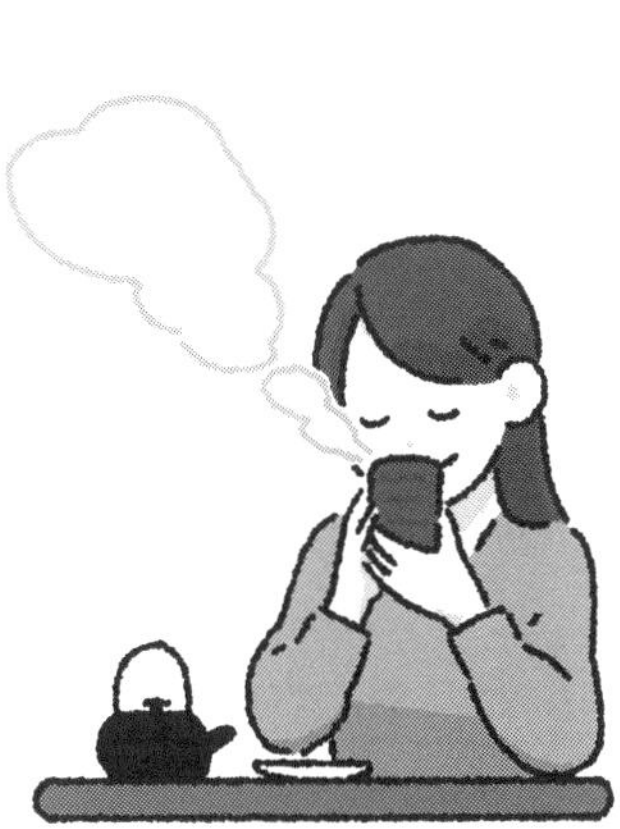

緑茶には様々な健康効果が期待できる

緑茶の認知症への効果を考える際、通常は、緑茶に含まれる成分に鍵があるとして、成分分析をするでしょうが、私は、緑茶が発酵作用を抑えて作られている点に注目します。発酵は一種の熱反応ですから、発酵させた紅茶を飲むと体に熱が溜まる。逆に発酵させていない緑茶は、飲んでも体に熱がほとんど蓄積しないと考えられるのです。

このような視点に立てば、紅茶やコーヒーの飲み過ぎで体を壊す人がいるのは、飲み過ぎで熱が体内に蓄積することも一因ではないか。一方、緑茶で体を壊すことは少ないと思われます。

このことは、先に紹介した、毎日甘酒を飲んだり、ナツメを食べたりして体調を崩した方々のケースに通じるものがあるのです。

先の研究でさらに興味深いのは、緑茶を毎日飲むことが大切である、という点です。週に一〜六回だけ飲むのとでは大変な違いがあるのです。

毎日緑茶を飲む人は、おそらく一日一杯ではなく、三度の食事、おやつの時、来客時などいつも緑茶が身近にあり、飲む量は普段飲まない人より遙《はる》かに多いでしょう。私の家では、一カ月に五百〜六百グラムの茶葉を消費します。

前述の調査では「コーヒーや紅茶の摂取習慣と認知機能の低下との関連は見つからな

かった」とも書かれています。しかし熱が溜まりやすいそれらの飲み物を習慣的に飲むことこそ認知症と関係があるのではないか、と私は考えます。それゆえ紅茶やコーヒーなどを毎日、何杯も飲む習慣がある人は警戒が必要です。

　またペットボトルや缶で売られている緑茶は緑茶に似て非なるものですから、これにも注意しましょう。

26 体力がない人はシャワーを

十一．入浴は控え目に

日本人は大変風呂好きですが、湯船に浸かっての入浴は、私は体力の消耗につながると考え、控え目にしています。

　これは、九十歳の女性の例です。

　その女性は養生のために一人でよく来院され、非常にお元気な方なのですが、ある時、彼女が家族と一緒に温泉に出かけました。

温泉で、湯船に一度だけゆっくりと浸かった翌日、帰る頃になって突然、両脚の太ももが痛み出し、それがだんだんと強くなっていったのです。その方は痛みに耐えながら、やっとの思いで家にたどり着きましたが、それから何日かは外に出られないほど症状が悪化してしまいました。

もちろん痛みの原因は、湯船に長く浸かったことにあるに違いありません。

風呂のデメリットについては第一章でも書きましたが、その要点は、「風呂を出てから体が冷える」ことにありました。冷えると体は痛みます。

しかし、この女性の場合は、冷えだけではどうも説明がつきません。

どうやら、風呂を出てからの冷えだけでなく、湯船の「浮力」が影響したのではないか、と考えられました。

浮力とは、水中にある体を持ち上げようと上向きに働く力のことです。重力は逆に体を下に引っ張る力ですから、湯船の中では、浮力の分だけ重力が減り、体が軽くなり動きやすく感じられます。

つまり、浮力を受けるということは、日頃受けている重力の影響が弱くなるということなのです。

プールから上がった後、非常に体を重く感じる経験は誰しもあると思いますが、これはプールの中では浮力が働き、外に出るとそれがなくなるのでいつもより重く感じるのです。

これと同じことが湯船でも起こります。毎日のように湯船に浸かったり、長風呂をしていると、浮力のかかった状態に体が慣れる。また風呂から出ると、地上の重力に慣れようとする。その繰り返しで体力が消耗されると考えられます。

温泉で湯あたりを経験された方は多いと思いますが、これは熱さでのぼせていることに加えて、実は浮力に慣れた体を外の重力に慣れるまでしばらくじっとしていたい、という体の反応なのです。これは、あたかも宇宙ステーションから戻った宇宙飛行士が行う、地球の重力に慣れるためのリハビリのようなものです。

また、膝や肩関節が痛くて脚や腕が挙がらない時に、湯船の中で関節を動かすと痛みが薄らぎ、軽々と動かすことができるようになった、という経験をした人もいるでしょう。

この場合も、湯船で温まって関節が緩んだことに加えて、浮力が働き、重力が弱くなることが関係しています。

問題は風呂を出てからで、正常な重力の状態に戻った時、浮力に慣れた体は重力に耐えられず、先の女性のようにかえって痛みが増し、手足が動かなくなってしまうのです。つまり湯船の中でリハビリをしてはいけない、ということなのです。

体力のない人は入浴よりシャワーを、どうしても湯船に浸かりたい人は湯量を少なめにした方が、体への負担は少なく済むでしょう。

なかには風呂に入らないと体が冷えて眠れないという人もいますが、湯船に浸かっていれば一時的に体は温まりますが、風呂から出れば、より一層体が冷えて、体力の消耗につながってしまう。風呂はかえって体を冷やす、と認識したほうが良いでしょう。

もし風呂が体に良いのであれば、銭湯が廃れて自家風呂中心となった現代の日本人は、もっと健康的になって良いはずです。

確かに日本人の寿命は延びましたが、息も絶え絶えに生きている人が多すぎます。おそらくは、自転車や車に頼って下肢を使わない生活、睡眠不足、ＧＭ（遺伝子組み換え）食品、化学添加物、食べ過ぎ、偏食、甘い物の摂り過ぎ、加えて、風呂好きも皮肉なことに関係していると思われるのです。

第四章

症例集

27 体の内からの痒《かゆ》みの原因は体の中にある

私の知人に漆《うるし》にかぶれやすい人がいます。その人は漆塗りのお椀で澄まし汁を飲むだけで、「かきむしりたくなるほど食道が痒くなる」といいます。

夏山に行って、ヤマウルシやハゼに触れてかぶれた経験をした人も多いでしょう。その痒みは耐え難いもので、搔くほど痒みは広がり、始末におえません。人の知覚で、痒みほど我慢しにくいものはないのです。

しかし、痒い所を搔いたときの快感は格別で、この快感は痒みなくしては得られません。悩ましい所です。

最近、その痒みに悩まされる人が、増えてきているように思われます。

痒みは痛みと違い、「骨が痒い」「筋肉が痒い」などとはいいません。痒みは皮膚の感覚です。先の知人の「食道が痒い」というのも粘膜の感覚ですから、皮膚と同じです。

痒みの原因には、体の「外からの原因」と「内からの原因」とがあります。

外からの原因とは、例えば蚊やダニに刺されて痒い、をはじめとして、漆はもちろん、腕時計の金属バンドに負ける、いんきんたむし（白癬菌《はくせんきん》）で陰部が痒い、花粉症で目や鼻が痒いなどですが、厳密には、体質が関係しています。

それとは別に、体の内に原因があって痒くなることがある。

身近なものでは、アトピー性皮膚炎、蕁麻疹《じんましん》、汗疹《かんしん》（あせも）、ヘルペス（帯状疱疹《たいじょうほうしん》）などです。また老化や、ストレスでも痒くなります。足の水虫は外からの原因ですが、足趾《そくし》（足の指）の股の痒みやただれは体の中に原因があることもあります。

先日、六十代の女性が来院されました。「両脚の脛から発疹が始まり、両腕、脇、背中と急に広がって痒くてたまらない」という。湿度の高い時期だったので、当人は「ダニが原因ではないか」と言っていたのですが、発疹の数が多い、ダニ特有の噛み傷がない、などの理由から、体の内から出た痒みと判断しました。

そこで痒みが出るまでの経過をよく聞いたところ、仕事帰りにあるレストランで食べたスパゲッティが何の味もせず、それから体が痒くなってきたといいます。味覚が鈍感になるのは体が疲れている証拠で、要注意です。味がしないというのは、よほど疲れが溜まっていたのでしょう。

彼女の場合、内臓の弱りが体に痒みとなって出たものと思われますが、帯状疱疹や糖尿病による痒みも、この類のものです。アレルギー性の痒みは現代医学ではヒスタミンの免疫作用とされますが、東洋医学では、いつもいっているように「冷え」「熱」の視点で痒みを捉えます。

痒みは、「熱」の部類に入ります。皮膚は赤みを帯び、時には触ると熱い。また皮膚が盛り上がり、乾燥しているのも熱を表している。

外からの原因のものは、例えば蚊に刺されたのであれば、薬を塗ったり、あるいは咬み痕を爪楊枝で二十秒ぐらい強く圧迫したり、針で突いて血を出せば治ります。原因を取り去れば済む。

しかし、体の中から出てきた痒みは、次のような理由から簡単に原因を取り除くことが出来ず、なかなか厄介です。①痒みが出た時点で、すでに時間が経っている②疲れて熱を調整する力がない③良くない生活習慣が背景にある④何か重篤《じゅうとく》な病気が潜んでいる

このうち②と③の理由が私たちにとっては身近な痒みの原因です。最近よくみられるアトピー性皮膚炎では、先祖からの体質に加えて、おそらくは乳幼児の頃からの食習慣が背景にあると思われます。ときには母乳に原因があるケースもあり、これは母親の食事が元

です。

人工的な食材や調味料を避ける、甘味を抑える、冷えたものを避ける。このような点に注意をして食事を摂らないと、体は徐々に冷えてきます。体が冷えると熱を調節する力が落ちて皮膚に熱が溜まって痒くなる、というのが内からの痒みの基本的なメカニズムです。痒みの原因も疲れによる体の冷えにあると心得ましょう。

28 臍《へそ》は無用の長物にあらず

私は治療する際、どんな症状の患者さんでも、必ずお腹を観察することから始めます。そしてその時、臍《へそ》を必ず診ます。臍も東洋医学では重要なツボの一つです。もちろん、東洋医学と現代医学では診察の方法は異なりますが、最近は患者さんから「ほとんどのお医者さんが診察時、お腹を触らなくなった」という不満の声を聞きます。

そうしてお腹を診ていると、時々、興味深いものがあります。臍の真ん中に黒く尖ったものが鎮座しているのです。それがあるのは六十歳代以上の人で、出臍でない人（つまり臍が深い人）です。

これが意外と固く、指で押した程度ではつぶれません。このような人は、皆「風呂に入っても、臍を触ることも洗うこともない」といいます。

実はその黒いものは長年をかけて臍に溜まりにたまったゴミが、臍から顔を出しているものです。硬いものは臍石《さいせき》ともいい、素人では簡単に取り除くことができません。子供の頃に親から「臍を触るとお腹が痛くなるよ。触ってはいけない」といわれて、素直にそれを何十年と守ってこられた証です。

もちろん、こすり過ぎるとお腹が痛くなるのも事実ですが、臍も風呂に入った時に、洗わなければいけません。

臍は東洋医学では神闕《しんけつ》という名前が付いています。「神」は神気のことで生命力の意味。「闕」は羅生門のことで、平安京のような都の出入口にあった重要な門を意味しています。つまり大切な気が出入りするところですから、いつも清潔にしておく必要がある。

臨床では、体調が落ちた患者の臍に灸をすることがあります。これがまた効果絶大で、神闕《しんけつ》という名前はもっともだ、といつも感じています。

先日、私のところで鍼灸の研修をしている若者に子供が生まれました。初産で予定日より十日ほど遅れての出産。三千グラム余りの丈夫な女の子ということです。鍼灸の研修をしているので、当然妊娠中も母体に鍼灸をして体調は万全でした。逆子にもならず出産を迎えたのですが、いざ陣痛が始まる段になって、途中で痛みが止まってしまったのです。出産は助産院で行われ、彼も立ち会っていたため、すぐに専門家として陣痛を促す処置をするよう頼まれたそうです。

彼はそれを受けて、教わった通りに自分の妻である妊婦の臍にお灸をしました。はじめは少し熱が強かったため陣痛が続かなかったようですが、穏やかに温める方法に替えたところ、陣痛が続き、無事出産できたということです。

陣痛が十分でないのは、胎児を押し出す力が母体に足りないということ。それは母体が疲れ、冷えているのが原因です。

出産間際の母体は三千グラムもの胎児を抱えてかなり疲れています。そこで臍に、しかも温和な灸をしたのは正解です。

その他に足の指に灸をするなどの方法もありますが、私はこの臍をゆっくり温める方法を薦めています。何しろ臍は「神闕」ですからね。

ところで産後、胎盤とつながっている臍帯《さいたい》（臍の緒）を産婆さんが切りますが、生まれたばかりの乳児にはまだ臍の緒が付いていま す。しばらくしてそれがポロリと体から落ちた跡が臍になるわけです。

時に乳児のお腹の圧力が強く腸が臍から出そうになることがあり、これは臍ヘルニアと呼ばれていますが、一カ月もすれば腹筋の力がついて治まってきます。

ただ腸が少し出かかって固まると、いわゆる出臍になります。つまり臍のところは筋層がなく、お腹の中と直接つながっているような構造なのです。「あまりお臍を触ってはいけない」といわれるのはそのためです。

臍にゴミを溜めておくと、もう一つの問題が起こります。それは体臭です。最近、加齢臭という言葉を聞きますが、意外と臍のゴミ

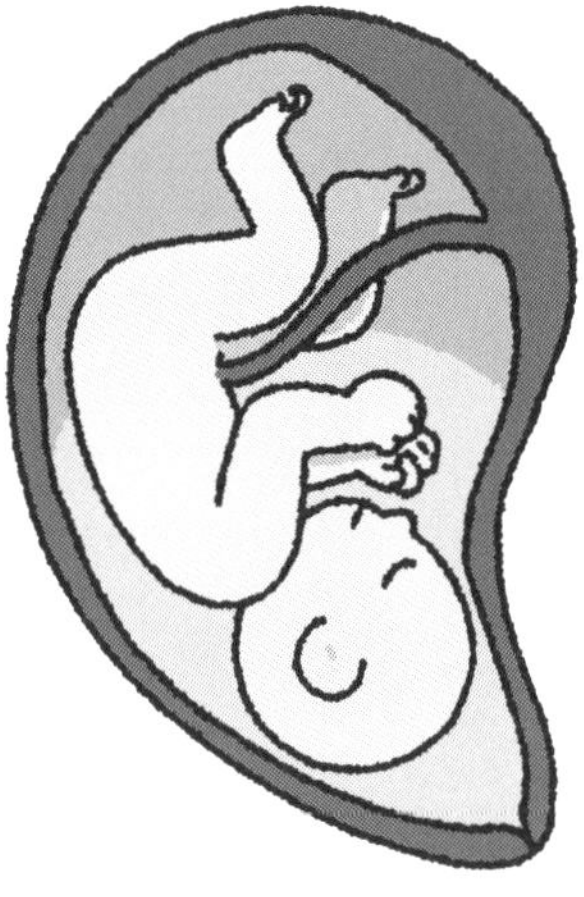

臍は臍帯（臍の緒）を通じて母親から酸素や栄養が送り込まれる大切な器官

も臭いを発しています。

体を洗う時には、臍も一緒に洗うことを心がけましょう。

29 頭髪の役割

テレビコマーシャルでは、男性向けの育毛、植毛、女性向け鬘《かつら》の宣伝が盛んです。いつまでも若く見せたい、若返りたい、格好良く見せたいという視聴者の気持ちを揺さぶるものです。

ところで、年配の男性にはどうして禿《は》げが多いのか。あるいは最近はわざわざ頭を剃ってツルツルにしたり、丸刈りにする若者も多い。これは興味ある現象です。

髪の毛を剃る男性は、髪の毛があると「うっとうしい」「気分がイライラする」「のぼせる」などといいます。つまり髪の毛を剃ると爽やかになるという。

ちなみに僧侶が頭を剃るのは、修行者として俗世間的な虚飾を捨てる意味があります。

一方女性は、一般的に髪の毛が豊かです。抗がん剤の副作用や円形脱毛症のようなものはともかくとして、歳と共に薄くなることはあっても男性のような禿げ方はしません。

ただ昭和の初期頃まで今のヘアピースに相当する髢《かもじ》というものがあり、簪《かんざし》でそれを頭に固定していて、その先端が頻繁に頭皮に当たって地肌が痛み、部分的に髢禿《かもじはげ》になることはありました。

これらのことを考えると、男性にとって髪の毛は生理的に邪魔で、薄い方が良く、女性は髪の毛が多い方がいいということになります。薄い頭髪は男らしさの象徴ではないか、ともいえるのです。

東洋医学の見方では、男性は本来、陽的（行動的、積極的）です。最近は草食系という表現も男性につけられていますから、これはあくまでも平均的な表現で、当てはまらない人もいます。

陽的な男性は、熱気が頭に昇りやすい傾向にあります。つまり、男性は生まれつきのぼせやすい体質なのです。「のぼせる」とは体を上下に循環するはずの熱気が下に降りてこないことで、女性がのぼせる場合は大勢の前で話をするとか意中の人に手を握られたとか、あるいは更年期症状など、ほとんどは一時的な現象で、本質的ではありません。

熱気が頭に昇りやすいと、頭がいつも熱い状態になる。頭を過度に使う仕事が日常的になると、脳はもちろんのこと頭皮も充血し、時には精神的にもイライラし、落ち着かなくなります。頭部の中心部の毛が円く薄くなるのを「学者禿げ」といいますが、これはそれを示す典型的な禿現象でしょう。

最近は男性もかなり容姿を気にするようになりました。それに伴い養毛剤などや育毛剤などで発毛を促し脱毛を防ぐ、それでだめなら植毛をする男性が増えたといいます。

先に男性は元来、生理的にのぼせやすい、と書きました。髪の毛が薄くなるのには、それなりの理由があることを考えると、その理由を無視して容姿を気にするあまり、男性が髪の毛を人工的に豊かにするのは、健康の上から余り好ましくないと考えられます。

熱気の発散が抑えられると、精神的に落ち着かないのはもちろん、首や肩が凝る、吹出物が出る、腰が痛くなるなど予期しない症状が体のあちこちに出る可能性があるのです。

最近の植毛技術はかなり進んでいるようで、一度植毛すると半永久的に脱毛しないものもあるようですが、これは注意が必要です。

女性ではどうでしょうか。

女性の体は男性に比べて陰的な体ですから、低体温期があるように体温は変動的で冷えやすい体といえます。これは妊娠時に体温が上がることが計算されているためと考えられますが、必要以上に冷えるのを防ぐために女性の髪の毛は豊かなのです。若い女性には何らかの病気でない限り禿げることはそうありません。

女性の鬘《かつら》は、容姿の点からだけではなく、体が求めているともいえるのです。そのため、女性は体の冷えにつながる毎日の洗髪には注意が必要になります。ただ男性でも毎日のように洗髪すれば当然、冷えにつながるので注意しましょう。

30 子供の吃音《きつおん》の原因

長年、臨床という仕事をしていると、長いお付き合いの人も自然と増えてきます。親子三代にわたって診ている家族もいて、日常的に家族に起きるいろいろな健康の相談に乗ることもよくあります。

ある家族に生まれた男の子の話です。男の子が生まれた時には、来院されていた祖父は他界し、父親は事情により一緒に住んでいなかったようです。母親の持つアトピー性皮膚炎がその子にも少し影響していたため、痒みが出ると鍼治療を受けて、治めていました。

その子は、母親のお腹にいるときはもちろん、生まれた直後から診ていますが、アレルギーの点を除いて、体の問題は何もありませんでした。

ところが、話が出来るようになってから、家族が奇妙なことに気付いた。その子が〝どもる〟ようになったのです。顔を真っ赤にして何かをいおうとするが、最初の一言がなかなか出ない。

どうしてどもるようになったのか。どもる原因について調べてみても、諸説はあるものの、明快な答えがない。もちろん治療を終えるとしばらくはどもらなくなり、元気になるのですが、またすぐ元に戻ってしまう。

これはどのように解釈したらよいかと、いろいろ思いあぐねた末にたどり着いた一つの結論は、やはり生活の中に何か原因があるはず、ということでした。

現代医学ではどもりを脳の問題と捉えますが、東洋医学ではどうして脳に問題が起きるか、というところに視点をおきます。

そこでその男の子が治療室に入ってくるところから、家族とその子をつぶさに観察することにしました。

気付いたのは、その子が治療室に入って来るとき、いつも母親やおばあさんがその子の頭に手を置いて連れて来ることです。これはどういうことか。治療室に入ってくるときだけ子供の頭に手をやっているのか。母親に聞いてみました。「貴女はいつもその子の頭を触っているのですか」「そうよ。かわいくて仕方がないので、母と二人で、生まれた時から暇さえあればこの子の頭を撫ぜているの。一日千回以上撫ぜているわ」

　これにはビックリ。開いた口がふさがらない、とはこのことです。それがどもりの原因になると説明して、即、頭に手を置くのを禁じました。

　頭に手を当てて撫ぜることは、頭に血流を促すことになります。もちろん頭に血が回らないのはよくないが、回りすぎてもよくない。ましてやこの子の場合は、朝から晩まで撫ぜ回されて頭に血が滞るのが常態化している。

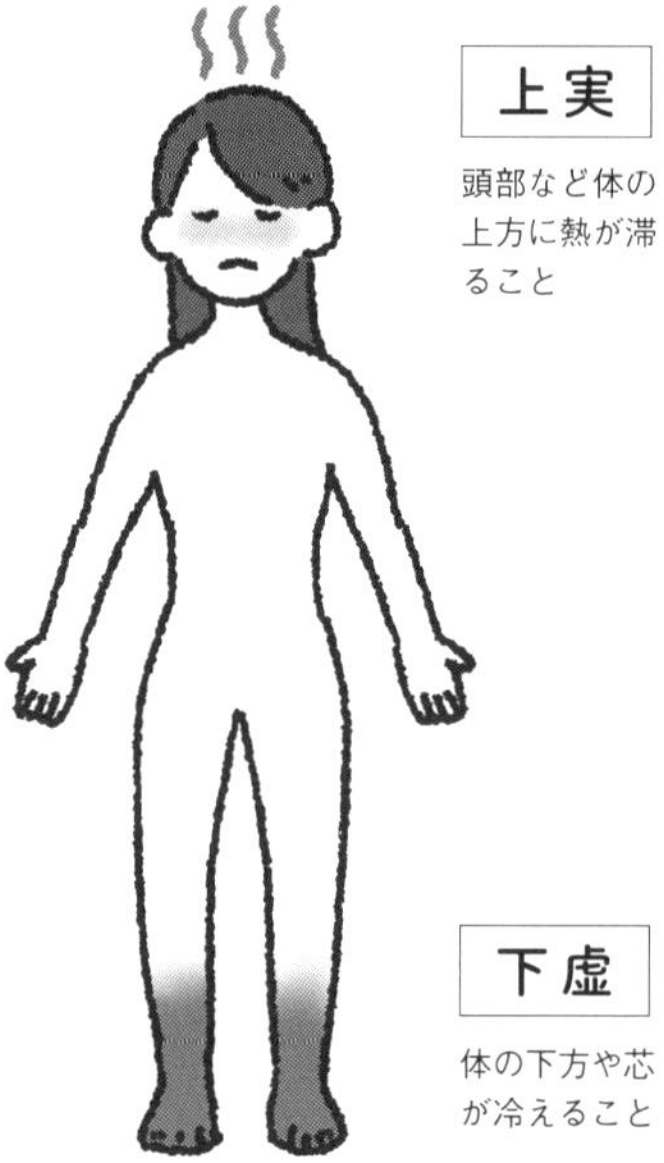

東洋医学には「上実《じょうじつ》」という言葉があります。頭を「上」と見て、そこに熱が滞ることです。この子の場合、それが言語障害に関係していると考えられました。

どうして上実が起きるのか。それは下虚《かきょ》があるから、というのが基本的な考え方です。下虚とは体の下方や芯が冷えることです。

しかしこの場合に下虚はなく、上実だけが強くなったやっかいなケースです。なんとか治療で上実を下げて、どもりは治まってきました。その子は今ではもう十四歳になり、どもりもなく着実に成長しています。

どもりが完全に治まるまで、かれこれ十年は要したようでした。治療は続けてはいましたが、学齢に達して子供なりにストレスが増えたこともあり、一度体が覚えたくせはなかなか抜けなかったようです。

さて、どもりは東洋医学の観点でいえば、すべて上実です。興味深いことに、どもりは男子に多い。すでに書きましたが、男性の方がのぼせやすく、上実になりやすいからと思われます。

ネパールでは子供の頭には神が宿るとして、頭に手を置くことを禁じています。これは、頭ののぼせやすい特徴を上手に表しているといえるでしょう。

いくら子供がかわいくても、連れて歩く時には肩に手を添えるか腕を引くようにしましょう。

31 五十肩は体そのものの疲れのサイン

長年、臨床で多くの方を診ていると、年齢に応じて似たような病気になる傾向に気づきます。女性の更年期症状はよく知られていますが、五十肩も、男女を問わずその年頃の人に診られる病気です。

五十肩は正しくは肩関節周囲炎といい、肩の関節とその周囲の筋肉群の炎症を意味しています。炎症ですから、患部は熱をもち、痛みがあり、時には腫れて、肩が動かせないなどの機能障害が起こる。

程度は人によってさまざまで、肩の関節が少し痛む程度のものから、少しでも動かせば激痛が走るものまであります。

以前は「四十腕に五十肩」といって、少し若い四十代の頃は肘より上の二の腕の筋肉に炎症が出やすく、五十代になって本格的に肩の関節に異状が出るといわれていました。

最近、五十肩を訴える女性が来院されました。「じっとしていれば苦痛はないが、腕を上げたり、後ろに手を回してブラジャーのホックを留めようとすると、痛みが走る」「原因は？」と聞いても「よくわからない」という。彼女はまだ四十二歳で五十肩という病名にはふさわしくない年齢ですが、症状は明らかに五十肩のそれでした。

西洋医学では、女性の更年期症状は女性ホルモンの乱れが原因とされていますが、五十肩に関してはまだ直接的な原因はわかっていません。

どうしてその年頃になると五十肩に罹《かか》るのか。

人間は他の動物と異なり、二足歩行です。二足歩行は骨盤を中心にして二本足で頭・首・胴体を支え、バランスをとっています。この三部位は一本の軸のように一体で、足の上に乗っているので動きにはかなり制約がある。それにくらべて両腕は肩関節で胴体につながっていますが、動きはかなり自由です。

両腕の重さは、ある研究によれば左右合わせて体重の十三％程度といいます。体重六十キロの人では七・八キロ、片方の腕は四キロ弱となります。

つまり、肩の関節にはいつも四キロほどの負荷がかかっている。腕は単なる物とは違い動きがありますから、腕をふったりして加速がつくとその負荷は四キロを超えることもある。

もちろん肩の関節は、それに耐えられるようになっています。肩の関節には、腕から胸や背中の方へ、また背中や胸から腕の方へと九種類もの筋肉が走り、また関節の内部には靱帯が付着していて関節を強固にし、いつも腕を支えているのです。野球の投手が時速百五十キロ近くの剛速球を投げられるのもそのためです。

問題は人が歳を取ることで生じます。歳を取ると当然、全身の筋肉がだんだん衰え、肩関節周囲の筋力も低下してきます。

しかし、歳を取ったからといって腕の動きが少なくなるものでなく、肩にかかる負荷は変わりません。

肩の関節は日常的に休むことなく使われているため、それを支える周囲の筋肉群の疲労は想像以上に大きい。肩の関節にはさらに腕の重みが常にかかっていますから、それだけ肩関節の負担は大きいと思われます。そこでオーバーワークとなり炎症が起きるわけです。

ただ、人によっては五十肩に罹らない方もいます。その違いは何かといえば、実は臨床の視点で見ると、五十肩を患う人はみな、全身の疲労が非常に強いのです。

四十、五十代は人生の中でも最も忙しい年齢でもありますから、その皺《しわ》寄せが知らず知らずのうちに肩関節にも忍び寄っていると見ることができます。

五十肩が治りにくいのは、肩の筋肉の問題だけではないからです。体そのものの疲れがとれないと治らないといえます。

五十肩の予防は、体を冷やさないことが大原則です。毎日湯船に浸からない、特に女性は頻繁に洗髪しない、甘いものを摂りすぎない、栄養を摂りすぎない、冷たいものを摂りすぎないなどに注意しましょう。

32 栄養価の高い食品が体の冷えを誘発

七十五歳の女性の患者さんが「右の臀部から太ももにかけて痛くて歩けない」と来院されました。

治療は順調でしたが、何回かの治療の後、「三日ほどは楽に歩けるがまた元に戻る。治療の効果が続かない」というのです。よくあることですが、この場合は、原因は患者さんの側にあると判断しました。

そこでこの女性に「健康に良いとして毎日飲んだり食べたりしているものが何かあるんじゃない？」と水を向けたところ、ありました。青汁と黒酢を毎日飲み、さらに黒焼きのニンニクを食べ、氷を入れた水をよく飲むとのこと。

発熱がないのに体が痛む場合、その痛みは体の冷えからくると考えるのは鉄則です。この「冷え」は生命力の低下と言い換えてもよいものです。

その方は賢明にも翌日から「健康に良いもの」を一切断ち、白湯や温かい緑茶だけを飲むようにしたところ、治療の結果が持続するようになりました。

これら以外に現在よく宣伝されているものには、ヨーグルトを筆頭に、ニンニク、すっぽん、健康茶、乳酸飲料、それにいろいろなサプリメントなどがあります。時には、初めて耳にするようなものもあります。

膝が痛いのでサプリを飲んだところ体が痒くなった、そこで痒みに効くサプリを飲む、などということも起こります。

どれも栄養価が高く、乳酸菌が多いなど、体に悪いものは一つもありません。しかし、ここに錯覚があります。栄養価の高いことは体に良いとは限らないのです。

例に挙げた人のように、体に良いものを毎日口にしているのに、どうして体の調子が悪くなるのか。

そこで体の仕組みを次のように考えてみましょう。

口にするものはどんなものでも、体に吸収されて初めて体のためになります。体の一つひとつの細胞は、恐らく許容量を超えてでも良いものを吸収しようとする。その吸収力を超えた量は排泄されるでしょう。

そこに二つの状態が観察されます。

まず吸収されるものが体温より低い場合は、体温まで温めて吸収されます。この時、体から熱が吸い取られることになります。

また栄養価の高いものが限度を超えて吸収された場合、栄養価が高いということは熱量が多いことですから、消化に多大なエネルギーを使い、ここでも体は体力を消耗することになります。つまり、どちらにしても生命力が落ちる＝体は冷えることになるのです。

栄養価の高いものを摂りたいということは今に始まったことではありません。思い起こせば五十、六十年ほど前のこと、当時は毎日牛乳を飲むことが流行っていて（奨励されて？）毎朝一合ビンの牛乳があちこちの家庭に配達されていました。

玄関先に牛乳ビン二本が入るほどの蓋付きの木箱が柱に取り付けてあり、配達人は朝早く、新しい牛乳ビンと空のビンを入れ替えて行く。当時はまだバイクも一般的でなく、自転車の荷台に三十本ほど入れた箱を乗せて廻っていました。

配達の時間は毎朝ほぼ決まっていて、荷台の中で牛乳ビン同士が当たってカチャカチャと鳴る音が、まだ静かな朝靄《あさもや》残る住宅街を移動していく様子は当時の原風景でした。

しかし、牛乳も嗜好品なので飲み過ぎはよくありません。

二〇二〇年度の日本人の平均寿命は男性が八十一・六四歳、女性が八十七・七四歳と発表されていますが、長生きだけでなく、苦痛のない生き方も大切なことです。

人が口にする加工食品は、厳重に管理された工場で作られていますから体に悪いわけがないと思われています。見落としているのは、先に述べたように摂り過ぎることからくる弊害《へいがい》です。だれもが必要で体によいと思っているビタミンでさえ、その過剰摂取でいろいろな害があるのです。

体に不調を感じた時、習慣化した毎日の飲食物を一度見直しましょう。

33 口にするものの良し悪しは自力で決めよう

先日、ある友人から聞いた話です。

仕事の関係で、とあるビジネスホテルに遅い時間に泊まることになった。夕食を摂っていなかったため、午前一時ごろにコンビニのおにぎりを二個食べたところ、一時間ほどすると腹が痛み出し困った、というのです。そのおにぎりの消費期限は午前一時で、買った時には棚に数個ほどしか残っていなかったらしい。

最近の食品には、ほとんど消費期限や賞味期限を記載したラベルが貼ってあります。

消費期限は長く保存がきかない食品に表示され、期限を過ぎたら食べない方が安全で、開封後は早く食べることが勧められます（おにぎりや弁当、生めん、ケーキなど）。

賞味期限は冷蔵や常温で保存がきく食品に表示され、期限内であればおいしいという意味です。期限を過ぎても食べられないことはありません（ハム、スナック菓子、缶詰など）。

期限は製造や加工年月日から割り出したもので、保存期間の短いものは時間まで表示し、ものによって（主に生鮮食品）は期限の記載がない場合もあります。

これらの表示は一九九五年（平成七年）四月、農水省によって義務付けられたもの。製造や加工日から五日以内しかもたないものは消費期限、六日以上長持ちするものは賞味期限と規定されました。

人の心理というものは非常に繊細で、ちょっとした情報で安心したり不安になったりしますが、この消費期限や賞味期限もかなり影響を与えます。

ほとんどの人は期限内に食品を食べようとします。期限を過ぎたものは、おいしくない上、〝不良品〟という印象を持つからです。消費期限は仕方ないものの、賞味期限を過ぎただけで捨てる人もけっこういるようです。

つまり、現代人は味と安全性を頭（表示）だけで確認している節がある。はじめに書いた私の友人も、一分でも消費期限より前であれば、「安全でおいしい」と思っていたわけです。

現代人の舌の感覚は、特に疲れていると鈍感になり、どうしても表示期限に頼らざるをえなくなっています。腹痛を起こすほど悪くなったものであれば、風味がない、粘っこいなど違和感があるはずで、本来は食べた時に「何かおかしい」と舌で感じとれるようでないと困る。私の友人も消費期限に惑わされ、違和感に気付かなかった。

象徴的なのが生卵です。卵を生で食べる風習は日本独特のもので、刺身をはじめとして食品を生で食べるには、それが新鮮であることが求められます。

一昔前までは、卵を食べる前にお椀に割って落とし、黄身の形が崩れたりするようであれば古いなど、見た日で判断していました。それに卵は賞味期限が切れていても、冷蔵保存されていれば火を通すなどの加工をすれば問題なく食べられます。

ところが、現代では表示された期限を信じるあまり、どんなに工夫しても期限を過ぎた卵は体に良くない、と思い込んでいる人さえいます。

ことほど左様に、昔であれば、舌や目や鼻で判断して口にしていたものが、最近は賞味期限だけ確認し、ものの良し悪しを決めてしまっているのです。

犬や猫でも体に合わないものを食べてしまうことがあります。私の飼っている犬もそのような時には、庭の笹の葉や道端の草を食べることがありますが、動物はあくまでも自分の感覚に従っており、間違って悪いものを食べても学習し、二度三度と繰り返さないようにしている。

今の人は、表示期限に頼るあまり、悪いものを食べて腹を壊しても、「表示期限が間違っていたのだ」などと、自分の鈍感さはさて置いて、他人に責任転嫁する恐れすらあります。

口頃睡眠を十分とって体調を調え、動物的な勘を養い、口にするものの良し悪しは自分でわかるようにしたいものです。

34 片頭痛は生命力の弱まりだった

先日、男性の患者さんが「久しぶりに片頭痛になった」と話をしていました。片頭痛はよく耳にする病気で、困っている人も多いと思いますが、一般に女性に多い。

この患者さんは頭の右側が痛んだとのことですが、正式に片頭痛と診断するとなると、単に頭の片側が痛いだけではなく、いろいろな条件が要求されます。

例えば、頭痛の発作が四〜七十二時間継続するとか、悪心《おしん》（はき気）や嘔吐がある、光や音に敏感になる、頭痛の原因となる他の病気がないなどです。

これらのことが、短期間に何回も起きることも片頭痛と診断するのに必要となります。

専門的には国際頭痛学会で、事細かに片頭痛の診断基準が決められていて、病院ではそれに基づいて診断しています。

ですので、詳細をここで書きれませんが、要はとくに何も理由がないのに、頭の片側が長時間、あるいは繰り返し痛むのが片頭痛ということです。

では、どうして片頭痛は起きるのか。頭部の血管や三叉《さんさ》神経（十二対ある脳神経の一つ）が関係している、脳内の視床下部にストレスが加わっているなど諸説あり、実はまだ今の医学ではよくわかっていません。

もっと突き詰めれば、どうして頭の神経や血管に異常が起きるのかさえわかっていないのです。

そこでまず、片頭痛ではなく一般的に頭痛がどうして起きるのかを考えてみましょう。

転んで頭を打つような外傷は別にして、日常の頭痛はだいたい原因が思い当たるものです。

典型的なのは酒の飲み過ぎ、女性の月経、睡眠不足、パソコンなどで眼を酷使した、集中的に長い時間考え事をしたなどです。

東洋医学の診方では、体が痛むのはその部位が冷えているか熱いかどちらかと診ます。

冷たい井戸水や湧水に長時間手を浸していると痛くなる、反対に火傷を負っても痛くなるのは皆さん経験があると思います。

頭痛も、頭部がこのどちらかの状態になっていると診るわけです。痛みの理由を神経や血管の異状ではなく、熱か冷えかで判断すればよいのです。つまり、どうして熱が頭に籠もっているか、または冷えているかが問題なのです。

生きるということは熱があり温かいことですが、これは体熱があると表現できます。地球上では、温かい気（熱気）は本来、上に昇りやすく、上に溜まりやすい性質を持っています。

その体熱を下げて上下に循環させる力が生命力で、生命力が弱くなると循環がうまくいかず体熱は頭に滞ります。そうなると体が冷えたり、下肢が冷えたりすると考えます。

循環する力というと心臓の働きと思いがちですが、心臓も生命力で動いていますから、生命力を弱める理由こそが、熱の籠もり、冷えの第一原因なのです。

睡眠不足や仕事のし過ぎで生きる力が低下した場合の頭痛は、生活を正せば熱気が頭に滞らなくなり治まります。

飲酒による頭痛は、アルコール自体が〝熱気〟であり、酔って熱気を循環させる力も弱くなるために起こるので、飲酒を止めれば治まります。

厄介なのは冷えて起きる頭痛で、その代表的なのが月経です。月経時は、出血で体熱そのものが不足して、体が冷えてしまう。また月経時は、頭痛だけでなく、同時に他の症状も併発することも多く厄介です。

また月経以外の貧血でも頭痛になりやすく、これも女性に多いものです。鉄分の不足とされますが、つまり体が冷えているのです。

このように頭の片側が痛むのは、頭の問題ではなく生命力の問題と捉え、何かの理由で体が疲れていると考えた方がいい。

片頭痛は通常の頭痛に比べ範囲が狭く軽症のようですが、頭痛の原因を考えれば大同小異でしょう。

いたずらに片頭痛を頭の病気と考えず、疲れの原因を探ることがまず大切です。

35 口呼吸は要注意

歳を取るに従って筋肉が衰えるのは仕方がないとしても、顎《あご》を支える筋肉が弱くなるのは困りものです。

それがはっきり現れるのは、夜寝ている時です。お年寄りで夜、口を開けて寝ている人はかなり多いのではないでしょうか。翌朝起きた時に口や喉が渇いているかどうかで、口を開けて寝ているかがわかります。

口が開くのは、顎の筋肉が弱ってきているから。昼間は閉じていますが、夜寝ている時は顎の筋肉の緊張が緩み、開きやすくなります。

口が開きやすい人は寝る時、真上を向き、枕の位置が首に近い、あるいは首に当たっている傾向にあり、頭の位置が枕から外れて下がっているようです。

枕を首に当てて寝ると、どうしても頭が後ろに下がって顎が下がり、口が開き気味になる。対策として、枕の位置を一センチメートルほど後頭の方にずらすだけでも、頭が持ち上がって口は開きにくくなります。

高い枕に替えるのも一つの手ですが、頭が上がり過ぎるとかえって眠れなくなってしまいます。横向きで寝ればこの問題は解消されますが、なかなか寝相の習慣は変えられません。

このような寝相の問題以外で昼間でも口が開いてしまうのは、鼻呼吸がスムーズにいかないためです。

鼻呼吸がしづらい原因はさまざまで、普段から口呼吸をしており、クセになってしまっている。あるいは副鼻腔炎などの病気に罹《かか》っている可能性も考えられます。また、副鼻腔炎の人は鼾《いびき》をともなうことが多い。

鼾は、鼻の粘膜が膨らんだり、寝ていて舌が喉に落ちたりして空気の通りが乱れて出る音で、鼻呼吸がしづらくなり、自然と口呼吸になります。

鼻呼吸がしづらい原因としてもう一つ考えられるのは、顔に受けた打撲です。両手に荷物を持っていて転び、額や鼻、頬を打つ、何かが顔に当たる、柱などに顔を当てる、顔を殴られるなどして負った打撲はきちんと処置をしておかないと、副鼻腔に血が溜まり、通りが悪くなる。副鼻腔に血が溜まっているかどうかは頬を圧《お》すと痛みがあるので、それで判断できます。

最近はお年寄りだけでなく大人でも口を半開きにしている人を見かけますが、口呼吸だと口腔が乾燥します。乾燥すると粘膜に熱が籠もるようになる。喉の周囲や歯や鼻、頰、額にも熱が籠もりやすくなります。ちなみに鼻づまりは炎症ですから、〝熱の症状〟です。

熱の籠もりが続くと、精神状態にも影響し、落ち着きがなくイライラする。しかも、乾燥すると、雑菌などに弱くなり、風邪をひきやすくなる。口腔が乾かない鼻呼吸が体には本来良いのです。

しかし、大人になってから鼻呼吸を身につけるのは、なかなか大変です。

鼻呼吸を促すのに、乳児の時にはおしゃぶりが良いとの見解もあります。おしゃぶりを使えば自然と鼻呼吸になる、というわけです。

一方、おしゃぶりをしていると乳児が手でつかんだものを舐めたり、嚙んだりできないため、いろいろなものの形や味、性状を学習できない、あるいは親の働きかけに声を出して反応できない、乳歯の前歯の咬《か》み合わせがうまくいかないなどの問題も指摘されており、二歳を超えてのおしゃぶりの使用には疑問もあると聞きます。

口や喉の乾きには白湯が有効です。白湯は体を温めたり、水分補給したりするだけでなく、口を潤すことで粘膜の熱を下げる作用もあります。しかも、お茶やコーヒーのように余計な刺激を粘膜に与えず、ストレートに吸収されますから、体への負担も少なくてすむ。

朝一番に白湯を飲むのはもちろんお勧めですが、夏の暑い時や運動をした後で汗が出て仕方がない時でも、冷えた水の代わりに温かい白湯を飲むと体が締まり、冷たいものを飲んだ時よりも汗が早く引くものです。

36 こむら返りの原因

歳をとるに従って、全身の筋力が落ちたり疲れやすくなったりするのは仕方がないとしても、特定の部位に痛みが出るのは困ります。

例えば膝の片方が腫れて痛み、曲げられずに悩んでいる人を結構見かけます。そのほとんどが「それは年齢からくることで仕方がない」と医者にいわれて、痛みを我慢している。

よく考えてみると、歳をとって片方の膝だけが痛くなるのはおかしいことです。片方の膝だけが老化していることになるからです。歳をとるのは痛みがない方の膝も同じはずですから、話が合いません。

長年、右手ばかり使う仕事をして右肘がおかしくなった、ということはあるでしょう。この場合は、右手に強い負荷がかかっていたのが原因で、年齢の問題ではありません。

歳をとると、全身の力が落ちて、反応が鈍くなり生活上の動作がゆっくりになります。

先日、来院された方から「十八年間飼っていたペットの犬が、最後は息子に抱かれて静かに死んだ」との話を聞きました。

犬でも猫でも命あるものは歳をとる。歳をとれば徐々に全身が衰えてきて均質に活動ができなくなります。しかし、「あの犬は歳をとったから片足がおかしい」ということはありません。

ですから歳をとることと痛むこととは同じではなく、膝が痛むのであれば、なにか別の原因があるはず、と考えるのが自然です。

たとえば歳をとった人が抱える悩みで「足が攣《つ》る」というのがあります。

この場合の足は、人によっていろいろで、足の指の時もあれば足の裏（足底）が攣ることもあります。一番多いのは「こむら」で脛の後ろのふくれた筋腹《きんぷく》の部分。

そこが痙攣《けいれん》することを「こむらがえり」とか、人によっては「こぶらかえり」とかいいます。腓腹筋《ひふくきん》が収縮を続ける「腓腹筋痙攣」と呼ばれる現象です。「こむらがえり」はなにも歳をとった人だけに起きることではなく、若い人でもマラソンや水泳などの運動中、あるいは運動後にも起きます。片方だけに起きることもあれば、両方に起きることもある。

運動中に足が攣るのは一般に脱水症状が原因と理解されますが、ここでは深く触れないことにします。

ほとんどの人は半身のどちら側かが弱く、左右均等ではない。体の異状はいつも弱い方に出る傾向にあり、足の片方が攣るのはそのためです。

ここで取り上げるのは、夜寝ていて、特に朝方四時か五時頃に痛みで目が覚めるような足の攣りです。

「こむらがえり」の痛みは激痛と表現できるほどです。ほとんどが明け方に起こり、それで目覚めることもあります。

一月も松の内が終わるころ、八十代の女性が、「このところ足が攣って困るのよ」と訴えてきました。

右が痛くなったり左が痛くなったりするようで、触れてみると筋肉が硬く張っていて痛いのがわかります。

いわゆるこむら返りです。

この症状は筋肉の痙攣で、五十代以上の人は、一度は経験しているようです。筋痙攣とは自分の意思に関係なく筋肉が収縮することですが、収縮してどうしてこれほど痛むのか。よほど収縮が強いのでしょう。

この痛みの特徴は、ほとんどが朝方に始まる、痛むところは下腿や足底、足趾《そくし》である、足を酷使していなくてもなる、我慢していると治まってくる、時に習慣化するなどです。

いずれにしても痙攣は、筋肉細胞を働かせているカルシウムやマグネシウム、カリウム、ナトリウム、水素などのイオンのバランスが崩れている、と説明されます。

バランスが崩れるとは、筋肉の栄養が過ぎても不足しても良くないということでしょう。栄養が足らないケースの典型はスポーツをしている時の筋痙攣ですが、日常的には妊娠中の女性にもみられます。

件の女性は、「どうもお正月に食べ過ぎたせいかしら。それにここのところ、ずっとステイホームですからね」と自己分析していました。

これは正解です。

お正月に栄養を摂りすぎて、それなのに時節柄、体を使うことが極端に少なく、摂りこんだ養分を消化できていない、と読めます。

体は、栄養を摂りすぎても溜まった熱量の消化で疲労するもの。足の痙攣は、足の問題ではなく体の疲れを表していると理解します。

どうして足に現れるか。

夜、寝ていて熱が籠ると眠れないものですが、そこで体は、熱くなり過ぎないように足を布団から出して冷やし、体熱を調節していると考えられます。

若い人はその動きが激しく、全身的なので、寝相が悪いといわれます。歳を取った人は、布団から下肢を出す程度にとどまるということです。

これは栄養を摂りすぎて熱量が過剰に溜まってても同じことで、体は布団から足を出して冷やそうとします。

しかし長い時間出しっぱなしにしていると今度は冷え過ぎることになり、筋肉の痙攣が始まるわけです。

実は、体は睡眠中でも汗をかいています。いわゆる寝汗ですが、これも体熱を一定に保つための反応です。体はいつも熱量を正常に保とうとして、口から吐く息はもちろんのこと、汗や尿として熱を発散しているのです。

ところでこの痛みを感じるのは、ほとんどが朝方です。これは太陽の出る直前で、最も空気が澄んで最も気温が下がる頃。体は温まってくる頃ですが、外気で冷え過ぎれば痛みになるというわけです。

夜寝ている時、布団の中は温かくても鼻から吸い込む朝方の空気は意外と冷たく、体の芯に「冷え」が入る。

足が攣ることと「冷え」は密接な関係があり、体の筋肉の血管は冷えると伸縮性を失い、硬くなる傾向にあります。結果、筋肉を伸ばす作用が制限されるのです。

睡眠中、何かの拍子に足を伸ばし、収縮してほぼ固まっている腓腹筋が無理に伸ばされて痛みが出る、というわけです。

こむら返りを治すには、一時的には、足の趾《ゆび》を反らせる、下腿を温める、足三里《あしさんり》（膝下前面の骨の下端とその外側の骨の下端を結んだ線上の中間点の凹み）というツボを強く圧し続けるのが効果的です。これは、足の三里が攣るのに直接効くのではなく、このツボを強く圧すことで体の疲れが取れるからです。

とはいえ痛みが強い時はつらいですが、体を温め自然に治まるのを待ちます。

頻繁に痙攣するようであれば、それは疲労が全身的に蓄積しているもので、小手先のことでは治らない事情があると判断すべきでしょう。

足の攣るのを防ぐには、疲れをためないこと、体を冷やさないことに尽きます。歳をとると攣りやすいのは、体が柔軟性をなくし、疲れやすく、冷えやすいからです。

足が攣った時、前の日か何日か前に、何か体に無理なことをしたのではないか、疲れをためていたのではないか、点検しましょう。

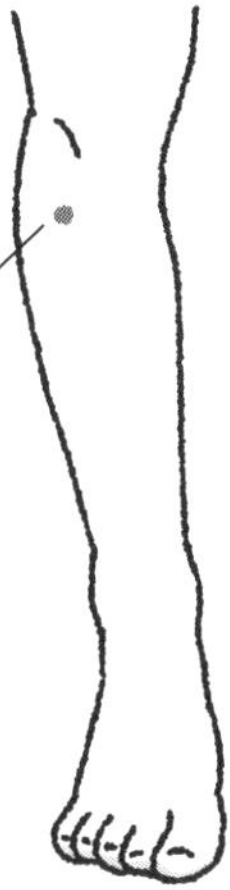

こむら返りに効果的な足三里

37 潔癖すぎる現代人と膀胱《ぼうこう》炎

来院される患者さんで、「最近、膀胱《ぼうこう》炎になってしまった」という方が結構います。ほとんどの方は「病院で薬を処方されて治った」と軽く済んでいるようですが、どうも最近、膀胱炎になりやすい女性が増えているようで、なかには、自分を「膀胱炎になりやすい体質」のように思っている人もいます。

膀胱炎は読んで字の如くで、尿道から膀胱にかけての炎症。膣や尿道を通じて大腸菌などの細菌が繁殖したことによる感染症です。

女性は尿道が短いことや尿道が膣に近いことから、膀胱炎になりやすいといわれますが、それにしても多い。

膀胱炎になると、トイレの回数が増えたり、排尿痛や残尿感があったりします。悪化すると、尿が白く濁ったり尿に血が混ざったり、時には熱が出たりすることもある。

心因性のものもあるようで、トイレに行くのを我慢したり、慌ててトイレに行ったりすることを繰り返していると、排尿痛が出たり排尿困難になったりします。

膀胱炎自体は昔からよくある感染症ですが、なぜ最近、増える傾向にあるのでしょうか。

私が問題視しているのは、ウォシュレットやシャワートイレなどの温水洗浄便座です。

膀胱炎を訴える人に聞くと、「小用の時にも洗浄している」という答えが返ってくるからです。

洗浄便座は元来、肛門の洗浄を用途としたものですが、女性が生理や帯下《たいげ》（おりもの）

などの時に使用するビデの機能も備わっている。

ビデとは、元来ヨーロッパで使われる肛門や性器を洗うのに使う器具で、便器と似ているものの別物で、欧米では浴室にシャワーや便器と並んで置かれているといいます。

洗浄便座の日本の一般家庭への普及率は、二〇一五年三月に行われた内閣府の調査では、なんと七七・五％。今やこの装置は、公共施設のトイレがほとんど洋式になったのと同様、当たり前になってきています。

女性にとっては、ビデがあると経水《けいすい》（月経）後の処理には非常に便利でしょう。しかし世のご婦人方のなかには、小用の度にビデを使う人もいるようです。人によっては、洗浄便座に依存してしまい、海外に行くときには携帯用ビデを持っていくこともあると聞きます。

陰部を清潔にすることは結構なことです。それに加えて、洗浄水は温かく、気持ちの良いものでしょう。だからついトイレに行く度に、ビデを使ってしまうに違いありません。

しかし生理時であればともかく、いつもビデを使うのは決して良いことではない。

私はここに膀胱炎の一因が潜んでいるのではと、睨《にら》んでいます。

どういうことか。粘膜が過度に洗浄されると粘膜を保護している粘液が薄くなります。

すると、たとえ洗浄水が温水であっても、後で必ず体は冷えることになるからです。

第一章で書いたように「洗髪した後は、体が冷える」のと同じ理屈です。

陰部が冷えると粘膜の抵抗力が落ち、雑菌が繁殖して膀胱炎になりやすい、というわけです。


女性の体は冷えに敏感です。これは妊娠と関係があり、妊娠時に体温が上がっても耐えられるように、その分、普段の女性の体は冷えやすいのです。

最近は不妊に悩む女性が増えていると聞きますが、ビデによる「冷え」が遠因になっている可能性もあるでしょう。


また、ビデ同様に肛門も、頻繁に洗浄したり長時間洗ったりするのは考えものです。男女にかかわらず肛門の洗浄は体を冷やすことになり、結果、粘膜は充血して痔になりやすくなります。最近は切れ痔を訴える人も、意外と多いのです。

陰部の洗浄に神経質にならないのも、健康を保つ秘訣の一つです。

38 不眠は心身のストレスから

ある暑い夏、九月も終わり近くに、私の所で働く男性の治療家が「眠れなくて困っている」と相談してきました。時には朝方四時まで目が冴えてしまい、思い当たる原因も特にないといいます。

彼が相談を持ちかけてきたのは、悩み始めてから一カ月以上も経ってから。「それは大変」と早速治療をして、一週間後にはほぼ普通の状態に戻りました。

最近は週刊誌でもよく特集されるほど、睡眠の障害を訴える人が増えているようです。不眠には、なかなか寝付けないもの、途中で何度か目覚めるもの、眠りの浅いもの、早く目が覚めてしまうものなど、いくつかパターンがあり、睡眠時間の長さもまちまちです。

寝ている時、脳は休んでいると思いがちですが、決して活動を停止しているわけではなく、体の活動を休めているだけです。

脳が外界の刺激に反応している時＝目覚めている時ですから、外界の刺激を断てば眠ることになります。

つまり睡眠をとるためには脳が反応しない程度に外界の刺激が弱まれば良い、ということです。厳しい外気の暑さ寒さも、脳にとって非常に不都合なのです。

また脳には「思い、悩む」という働きがあり、悩みなどを抱えていると、外界の刺激を遮断しても休まりません。これは自分の意思で、コントロールするしかないでしょう。


さて鍼灸では、陰陽《いんよう》という言葉でいろいろな現象を説明します。

何事にも陰と陽と表現できる二面が同時にあり、陰と思われる一面があれば、どこかに陽という相対的な関係が必ずあるという見方です。

人体でいえば、陽的な働きとは上方や表面に向かう動きをいい、熱の働きがその典型です。

陰的な働きは、反対に上方にある熱を下げる、静かで冷えて、動かない状態を指します。

これを睡眠に当てはめてみるとどうなるか。脳は体の一番上にあるので陽の働き、それより下の体はすべて陰の働きとしてみます。

体はもともと温かいのですが、昼間は活動していろいろと刺激を受けてさらに温かくなり、熱気は上の脳に集まります。同時に陰の要素が常に熱を下げるよう働きます。

その結果、熱は体を上下に循環して体は熱の平衡を保つことになります。特に夜は、気温が下がることもあり陰の要素は強くなります。

ところが何かの拍子で、夜でも陽の要素が強くなる、あるいは陰の要素が弱くなることがある。

陽の要素が強いとは、この場合、光や音、暑さ、あるいは脳内の様々なストレスなどです。それに対して陰的な要素が弱いとは、仕事で非常に疲れたり冷えたりして、体の抵抗力が弱っている状態です。

つまり、なかなか寝付けない時は、脳には陽の要素が強く、陰の要素が弱いので、夜でも脳が静まらないとみるわけです。脳に、陽の要素が異常に強くなれば目覚めているわけですから、不眠ということになります。

先述した治療家の不眠の原因も、おそらく陽の要素が強くなったことにあります。彼の住まいは三階建ての最上階にあり日当たりがよく、昼間の留守の間もエアコンを作動させておかないと、夜は暑さで寝られないとのこと。

にもかかわらず、出かける時、エアコンのスイッチを入れ忘れてしまったことが一度あり、「その時は暑くて寝られなかった」と言います。一度、暑い部屋で夜を過ごしたことで、陽の要素が強まり、不眠に陥ってしまったと考えられるのです。

不眠症の患者には、外界からの刺激を弱める努力をしてもらいつつ、鍼灸では疲れを和らげ、陰の要素を強める治療をします。

治療は陰陽の働きを整える補助的役割というわけです。

いずれにしても朝の目覚めがすっきりしていれば不眠症ではなく、睡眠時間の長さや寝つきなどを気にしなくて良いでしょう。

39 数十年前の打撲の影響

体調が回復してからも養生を兼ねて定期的に来院され、長いお付き合いになる方が少なからずいます。

あるご婦人もその一人で、かれこれ十五年来のお付き合いになるでしょうか。先日、風邪を引いて三十九度近くの高熱が出たということで、来院されました。

滞りなく治療を終え帰られましたが、それから一週間して来院された折、開口一番、こう言いました。「先生に治療してもらった翌日から二日間同じような熱が出て、治まったと思ったら一日置いて下痢が終日続き、それが終わると、今度は右の尾骨が痛くてしょうがない。今も痛いんです。この尾骨の痛みは、約四十年前の痛みとそっくりです」

初診時のカルテを調べてみると、「三十三歳、子供を抱いていてうっかり階段を踏み外し、一番上から下までお尻をつきながら落ちる」とあります。

階段から落ちた時の状況を確認すると、「その時は、目から火花が出るどころの痛みではなく、翌日から四十二度の高熱が出て、震えが止まらなかった」とのこと。「どのような処置を受けたんですか」と聞いたら、ちょうどご主人の仕事で海外に移ったばかりで、特に処置をせず我慢して過ごしたようです。

その後、お尻の痛みは出ていないが、今回はそれと全く同じ場所で同じ痛み方をするというのです。

カルテを見ると階段から落ちてから十年ほどして、右の子宮筋腫で子宮の全摘出の手術、それからさらに十年後には、左右の卵巣に腫瘍ができ、両方の全摘手術を受けている。

子宮筋腫の手術の二年ほど前には、車を運転していて後ろから追突され、三日間、ムチウチで頭をあげられなかったともあります。

長い付き合いの患者さんですから、これまで肩や首の凝りから始まる違和感、歯や目の痛み、副鼻腔の悩みなどなど全身の訴えを聞いてきています。

今回のような問題が起きたということは、何かの見落としがあったということ。もちろん、階段から落ちた時の尾骨の打撲です。

尾骨の打撲については承知していましたが、初診時、そこを調べても何の反応もなく、のちの婦人科系の病気は追突事故で受けた打撲から派生したものと判断していたのです。

早速、尾骨の処置をしたところ、これまで繰り返し現れていた体の不快感がなくなり、すっきりしたとのこと。これまでのいろいろな訴えの背景には、この打撲があったのです。

数年前の打撲が身体に悪影響を及ぼす話は、前にも書きました。

打撲とはどういうことか。打も撲も「うつ」の意味で、外力が体に加わること。その結果、皮膚、筋肉が損傷を受け、切り傷はないものの広い範囲にうっ血や血腫《けっしゅ》が生じ、往々にして痛みを伴います。

軽い打撲は時間が経てば治まりますが、強い打撲は適切な処置をしないと生涯体に不安定な影響を与えるのです。

理由は、強い打撲では筋肉と同時に骨も損傷している場合があるからです。

打撲すると、損傷した組織を修復しようとして、体は血液や組織液を患部に送ります。それがうっ血や血腫です。

ところが骨に損傷があると、集まった血液などが、川の流れが澱《よど》むように、そこに長くとどまる。その部位の血液の流れは悪くなり、それが体に不安定な影響を及ぼし続けると考えるのです。その処置には専門的な治療が必要となります。

今回も風邪から始まっていますが、背後には打撲あり。打撲があると風邪をひきやすいのです。今回の女性のように、全身のさまざまな不調につながることもあります。

打撲で風邪をひきやすくなると考えれば、打撲は万病の元といえるでしょう。特に強い打撲は、痛みが治まれば済むことではないと心得ましょう。

40 万病の元、風邪に対抗する

二〇一七年の五月は天候が不安定で、昼と夜の寒暖の差が十度以上の日が東京地区では十八日もあったとのこと。これは記録的なことだったようで、確かにしのぎにくい日が続きました。

そのため風邪を患う人も多く、特に咳がなかなか止まらないと訴える人が多かった。「風邪は万病の元」ということわざがあります。よく耳にする言葉ですが、この「元」には二つの意味があると、私は考えています。

一つは「病気の始まりは風邪症状に似ている」という意味です。初期症状が風邪と似ている病気をあげれば枚挙にいとまがありません。

たとえばはしか（麻疹）。これは発熱、咳、鼻水、目やになど風邪に似た症状から始まり、治ったかと思うと、その後、熱とともに発疹が現れる。

結核もそうです。主な症状は咳と痰、発熱、怠《だる》さ、体重減少、息切れ。風邪の症状と非常によく似ています。結核は強い感染力のある結核菌による病気。咳やくしゃみで感染するため、現在では隔離手段が取られています。

余談ですが、WHOの報告によれば、世界中で年間一千万人、一日にして二万八千五百人が結核に罹り、日本でも毎年一万八千人が罹って、約二千人が亡くなっています。

もう一つは、一般的にいわれているように「風邪に罹ってそのままにしておくと、しだいにひどくなり、他のいろいろな病気につながる」というもの。風邪から肺炎になるなどです。

風邪は「風の邪気」と書くように〝風〟の影響ですが、それには二種類が考えられます。一つは大気の変動。具体的には低気圧のことを指します。低気圧が近づくと風が強くなる。これはいわば谷間にいて、山の上（高気圧）から吹き下ろす風を受けるようなもので、風が強いと体熱が奪われ、体は冷えます。

もう一つは風にのって広まるウイルスや細菌の影響です。夏になると夏風邪をひく子供たちが増えてきます。だいたい五歳以下の子供が罹りやすく、これは大気の変動によるというより、夏になって気温が上がり風邪ウイルスが活発になった影響と考えられます。

つまり風に毒が混ざって空気の質が悪くなっている状態で、まさしく〝邪気〟といえるでしょう（この場合の邪気はウイルス等で、口から上気道や呼吸器に感染するものを指しています）。

以上は、風邪に罹るのは大気・空気の方に原因があるという見方ですが、子供の夏風邪や大人の結核にしても、罹る人と罹らない人がいることにも注目すべきです。

風邪はだれでもひくものですが、年に一回ほどしか罹らない人もいれば、しょっちゅう風邪をひく人もいます。風邪症状は、安静にしていれば一週間もすれば治まってくるのが普通です。

これは他の病気にもいえることですが、病気に罹りにくい人は現代医学的にいえば抵抗力がある人です。では体の抵抗力を強くするにはどうすればいいか。

意外と単純なことで、まずは十分な睡眠です。睡眠に替わる養生はありません。次に適度な労働（運動）。セックスもこれに含まれます。

睡眠を「静の養生」とすれば労働は「動の養生」で、この両者のバランスが肝要です。

そして食事。食事は摂る物の質と量、摂取時間が関係します。また、食べるシチュエーションも大切で、一人で黙々と食べるか、人と一緒に賑やかに食事をするかによっても心と体に大きく影響します。

そして仕事や趣味での人との交わりも必要で、ストレスをためない生活が望まれます。

いつも書いていることですが、抵抗力がある人は共通して体が冷えていません。

特に暑い時期は、冷たいものを飲むので、冷えやすい。日常で喉が渇いたら、冷たいものではなく、白湯など温かいものを飲むなどして体を冷やさない様に注意しましょう。

41 歯の痛みから膝の痛みへ

六十代の女性がみえて、治療前にこうつぶやいていました。「一カ月前、入れ歯にしたが、歯が痛くて仕方がない。明日、歯医者の予約を入れた」

今日の訴えは、「右膝が痛い、左胸が何かおかしい、肩がこる」とのこと。「いつ頃からつらいの？」「三週間ほど前から」

入れ歯した時期と症状の始まった時が重なっており、入れ歯が原因で症状が出ているのではないか、と推察することができます。

私の鍼灸治療は原則として、現代医学のように体をパーツに分けて、それぞれを治療する方法を採りません。

それにはいろいろな理由がありますが、突き詰めれば、「体とは生命という『気』が集まったものだ」と見なしているからです。

人体は生命が一つの受精卵から始まり体になったもので、初めから六十兆の細胞を集めてできたのではありません。そこで人を診ることはパーツとしてではなく「人の形をした生命」を診ている、と考えるわけです。

少し大袈裟に聞こえるかもしれませんが、人の体に触れることはその人の生命に触れる、人に会うのはその人の生命に会う、といえるかもしれません。

生命体は、硬い組織ほど生命との関係が強い。皮膚を傷つけるのと骨を傷めるのでは、体に影響するダメージが違うからです。

歯は、骨よりもさらに硬い組織で、その異状は、生命に直結します。この患者さんの入れ歯は下顎の両側に三本ずつの計六本。前歯四本は自分の歯で、左右の入れ歯はそれぞれ金具でつながっています。

鍼灸では、まず基本的な治療をして、それで症状が緩まなければ生命の弱りが強いと判断し、さらに生命を強めるための補助的な治療を加えます。

今回は、歯の治療がそれに相当します。治療そのものはごく簡単。この方の場合は、入れ歯を外して歯槽《しそう》（上下のあごの骨にある、歯の根がはまっている骨）の痛む場所を確認し、そこに灸をして入れ歯を元に戻すだけです。

結果は上々で、歯の痛みはなくなり、同時に膝の痛みや胸の苦しみも治まったのです。

現代医学では、このような現象は理解しにくいことだと思います。パーツごとで考える現代医学からみると、歯と右膝や胸の痛みを結びつける接点がないからです。

しかし、人体は一体ですから、それらの関連性はあるはずです。

次のような光景を描いてみてください。まず人体を池に見立て、その周囲の岸辺を皮膚とします。そして今回のように膝や肩、胸の痛みなどの症状を岸辺の水の澱《よど》みとします。

次に池の中ほどに、少し大きめの石をドボンと投げ入れて波紋を起こします。波紋は同心円状に広がっていくでしょう。

その波はいつか岸辺に届き、澱んだ水に影響します。その澱みが波に洗われてすこしずつ消えていくと想像してください。

ここで注意することは、波は澱んだ岸辺にだけ向かうのではないことです。波の影響は池全体に及び、澱みが洗われる、と理解します。

どの岸辺に澱みがあっても、池の中ほどで波を起こせばいずれ澱みはなくなります。この考え方に立つと、どのような症状にも対処できるのです。

今回は、歯槽に灸＝池に石を投げ入れること、膝や胸の痛みなどが治まった＝波紋が岸に及んで水の澱みがなくなったことに相当します。

灸の影響は同時に全身に及んでいますから、患者さんは全身が軽くなったような印象を持つものです。灸を使うのは、体が熱を必要としているとの判断からです。

歯や歯槽の異状は全身に影響し、逆に体の異状は歯槽を弱らせます。日頃から歯ブラシで歯槽を刺激して強めておきましょう。

42 スッキリと目覚めたい

最近は「早朝高血圧」が話題になっているようです。これは起床後、一時間以内に血圧が高くなることをいうもので、朝の寝起きのよくないことにも関係しています。

今回は起床前にベッドの中で感じる不快感に注目します。

膝が痛むということで治療を続けている七十三歳の女性がこういいました。「かなり前から、朝起きる頃になると首の両側が張って痛くて困る。時には首の痛みで目が覚める、胸苦しくて目が覚めることもある」

これは治療をしている側としては由々しきことで、治療が十分に及んでいないことになります。

以前から時々このような訴えを耳にしていましたが、昼間の生活に支障がないことなので、あまり注意していませんでした。

改めて何人かに起床時の体調を聞いてみたところ、やはり「首が張る、胸が苦しい、腰が痛い、肩がこる」などの悩みがあることがわかりました。

このような人に共通しているのは、歳は五十代以上、睡眠時間は七〜八時間、一般に寝相が良いことなど。

しかし、よく寝入ったのに朝の起床時に気分がすぐれないというのは、話が合いません。睡眠を十分に取れば「朝は気分爽快」なのが当然です。もし腰などが痛ければ、一般的には「長く寝過ぎたから」といわれます。

寝過ぎで腰が痛いのは若い人には時々みられますが、年配者には一概にそうとはいえないようです。

実は私自身も、朝の寝起きは余りすぐれない方です。具体的には腰が少し張る、首筋が張るというもので、これらは睡眠を十分に取っても解消されません。これはあまり年齢を考えずに、働き続けているためと思っていました。そこで疑ったのが「枕」です。

朝の不調を訴える人たちは皆、必ず枕を使用していました。材質はもみ殻やポリエステルで反発性がなく頭が沈むようなものが多く、頭が枕から外れないように凹みがあったり、大きめのものを使ったりする傾向にあります。

ほかに原因が考えられなかったので、まず枕を止めてみたのです。

最初は枕なしでは頭が落ちつかず、寝つきが少し悪かったのですが、一週間も繰り返すとかえって気持ちがいいと感じるようになりました。

なぜ、このような変化が起きたのか。寝ている時の首の角度に関係すると思われます。

普通の体形であれば、枕なしに仰向けで横になった場合、首は自然な状態です。

そこで枕を使うと、頭部が上がって、首が少し前に屈曲する姿勢になる。

もし筋肉質の体形で肩に厚みがあれば、枕がないと頭は下がり、首は後ろに少し反《そ》る状態になります。

つまり、そのような状態で一晩過ごすことになるわけです。

そこで何人かの患者さんに枕を止めてみてもらいました。その結果は予想した通り。かなりのケースで、枕なしの方が首への負担が少なく、起きる前の体調も良いようで、朝の起床時に、「腰が痛まなくなった、胸が楽になった、首筋が軽くなった、肩こりがなくなった」との返事が多かったのです。

中には、「あまり変わらない」という人もいますが、どうも、「寝る時に枕が絶対必要」というのを、鵜呑《うの》みにしてはいけないようです。

また、「自分は寝相が悪いから枕がないとダメだ」という人もいますが、ベッドから落ちるほどでなければ、枕なしの方が首への負担が軽くなり、体にはよいといえるでしょう。

枕が高いと気道が圧迫されますから、首の負担は、今話題の睡眠時無呼吸症候群にも通じる話です。

朝の起床時に心身が不快であれば、今使っている枕で首に負担がかからないかどうかを判断し、枕を外すかタオルなどに替えて高さを調節するとよいでしょう。枕の中の素材の良し悪しよりも、高さをまず検討してみてください。

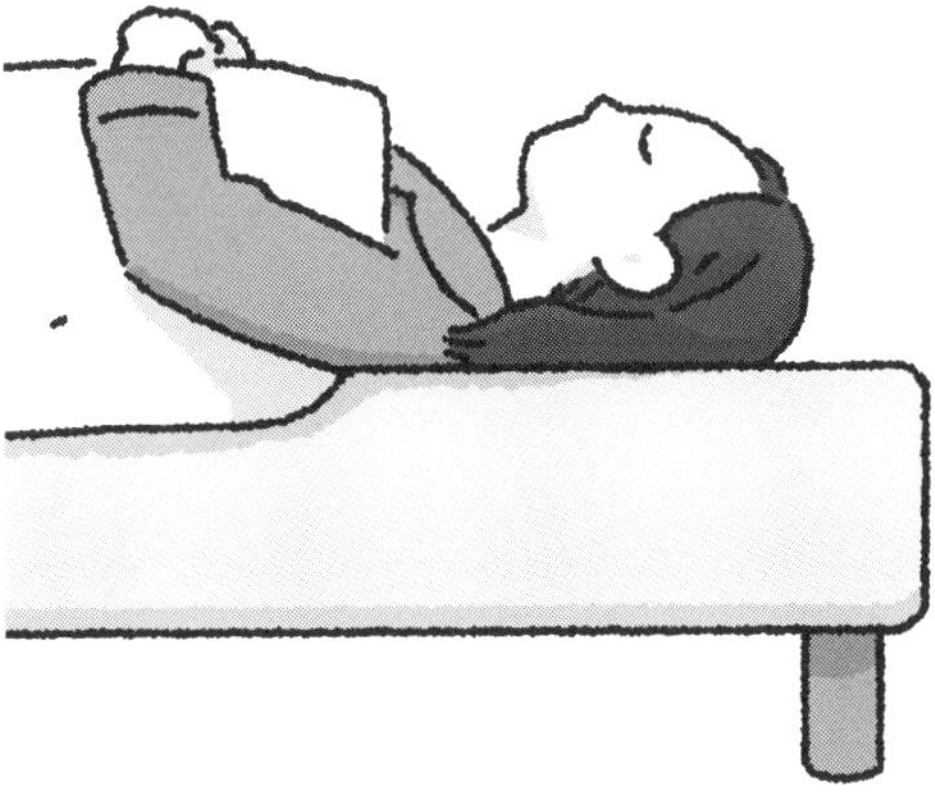

枕なしのほうが首への負担が軽くなる場合もある

43 異常な寝汗は病気のサイン

寝汗について話をします。

人は動物の中では一番汗をかくといわれています。それは主に体温調節のためで、昼間の活動している時だけでなく、夜寝ている時も汗をかいています。

夜、寝ている時の汗の量はコップ一杯程度で、百八十〜二百ccぐらい。ただ、汗をかくという自覚はほとんどありません。

二年前から来院している三十代の女性。主な病状は、全身のむくみ、かなり強い腰の痛みと頭痛、寝汗で、「これまでいろいろな所で治療を受けたが結果は思わしくない」という。当然、生理の時には症状が全体的に強くなる。

幸いなことに、治療の効果は徐々に現れ、最近ではむくみがまだ少し残る程度で、日常的な身体の痛みはなくなってきました。

病状が軽くなると気持ちに余裕が出て、いろいろと話もできるようになります。

最近まで残っていた症状に、夜間の寝汗があります。

そこで、聞いてみた。「夜はよく眠れる？」「はい、よく眠れます」「寝汗はどう？」「最近はかかなくなりました。しっかり着て寝てますけど、大丈夫です」「？」

どうもシャツを何枚か着て寝ているようです。「寝巻きに着替えないの？」「着替えたことはありません」

迂闊《うかつ》でしたが、どのような服装で寝ているのか確認しないと、その寝汗が異常なのか正常なのかが判断できません。

彼女の仕事はパンの製造で、午前三時には仕込みに入るというから、一日の生活時間はかなり一般とずれています。

布団に入る時にも、起きてすぐ活動できるように寝巻きに着替えないとのこと。

汗は、一般に活動が活発になるほど多くなります。人がマラソンをできるのも、活動に応じて汗が増え、体温の上昇を防いでいるからです。

しかし、まれに病的な発汗があります。多汗症や甲状腺機能亢進《こうしん》症（バセドウ病）などです。

ただしこれらは昼間の汗の場合で、寝汗が尋常でない場合、疑われるのは悪性リンパ腫、結核、白血病などです。

夜寝ていて、何枚もシャツを取り換えるほど汗をかくようであれば、これらの病気を疑ったほうがいい。寝汗は厄介な病気の一症状なのです。

では、どうして夜に、そんなに汗をかくのでしょうか。

寝ている時は、身体的な活動をしていませんから「汗は体温調節」という法則に合いません。

実は、汗は正常な時は体温の調節ですが、病的な状態になると身体にある汗（水分）を留め置く力が低下するために出る、と考えます。

留め置く力の源はもちろん生命力で、正常な発汗はこの力が正常に働いている証左なのです。

たとえばアルコールを飲んでから眠ると、酔いが醒めるにつれて寝汗をかく。女性では生理前にも寝汗をかくと聞きます。あるいはストレスが強くなると、寝汗をかく人もいるようです。年寄りも若い人より寝汗をかきます。

これらの寝汗はどれも「生命力が弱って汗を留め置く力が低下し、汗をかいた」と解釈できるわけです。それが一層強くなったものが、先に挙げた病気です。

睡眠は何事にも代え難い行為で、生命力を補強するために誰にも必要不可欠です。寝ている時に出る汗が、いわば正常な汗かどうかを確認する必要があります。

その一つの方法が、夜間、寝る時に寝巻きやパジャマなどの一重の服装になることです。厚着をして寝ると、寝汗をかく理由が身体の異状のためかどうかがわかりにくいからです。

薄着なのに寝汗をかくのであれば、毛布など夜具の枚数、電気毛布などにも注意しましょう。

44 熱中症対策

最近の日本の気候は、猛暑日が続いたり記録的な暑さが報告されるなど、いつもとなにか様子が違うようです。

地球の温暖化をはじめ、いろいろと理由は検討されていますが、母なる自然を早急にコントロールすることはできないでしょう。

そこで話題になるのが熱中症ですが、熱中症はどの国にもあるのでしょうか。

環境省と民間が共同で取り組む「熱中症予防声かけプロジェクト」が、二〇一九年五月に、国内外での熱中症の認知度を調べたアンケート結果を発表しました。

それによれば、訪日外国人のなかで熱中症を「知っている」と答えた人は五十四％だったのに対して、日本国内では九十二・二％の人が「熱中症を知っている」と回答しています。

熱中症はどうも日本に多い病のようですが、問題はどうして最近になって熱中症にかかる人が増えてきたのかということです。

厚労省の人口動態統計では、熱中症の死亡者数が一九九三年以前は年平均六十七人だったのが、九四年以降は年平均四百九十二人に増えています。

記録的な猛暑だった二〇一〇年の死亡数は一千七百四十五人といいますから、暑さが一因であることは間違いないようです。

それにしても多い数字です。

ある人は気温が高くなったからといいますが、本当にそれだけでしょうか。どうも環境の変化に対応できない人が増えたことの方が発生の要因として強いのではないかと思われます。

熱中症は、めまい、立ち眩み、失神が初期症状で、吐き気、嘔吐、頭痛などを訴えることもあります。

これは、高い外気温や多湿のため体に熱がこもり、体は熱を追い出そうとして血管が膨張する。そのため脳の血液が体幹の方に移動しすぎることから起きる症状と説明されます。

これを避けるには、生活環境面と体自身の要素とに分けて考えるといいでしょう。

生活環境面では、室内の風通しをよくし、室温を高くせず、湿気を避ける。外出時には衣服を工夫する、日傘をさす、水を携帯するなどです。

体自身のことでは、適度な水分や塩分の摂取、十分な睡眠、そしてよくいわれるのが丈夫な体作りです。

この「丈夫な体を作る」という項目が実は一番難しいのです。

さて丈夫な体とはどのようなものなのでしょうか。

最近熱中症になる人が多いのは、恐らく猛暑に抵抗する力のない人が増えたのではないか、と疑います。

甘い炭酸飲料、スポーツドリンク、スムージーなど夏の飲み物はたくさんあるでしょうが、昔から定番なのは麦茶です。この麦茶の飲み方が以前と違っていることに気付いておられるでしょうか。

麦茶は、最近では麦茶パックで簡単に作れるようですが、そこに氷を加えて冷たくして飲む、と紹介されていることがあります。

麦茶の原料は大麦。大麦は秋に発芽して越冬し、初夏に実となる冬草の一種です。そのため体を冷やす作用が元々あるといわれています。

麦茶で火照る体が冷やされるのは、大麦の体を冷やす作用によるわけです。ですから、飲むときには冷たくしないで、体を冷やしすぎないように心掛けてほしいものです。

夏に温かい麦茶を飲むのは理にかなっているのですが、本来は体を冷やすものですから、飲みすぎないようにしなければなりません。

近年の日本人の食生活は、昭和三十年ごろから冷蔵庫が普及しはじめたこともあって、とにかくなんでも冷やして摂るという習慣が広まったのは困ったことです。

体は冷えると、活動が制約され抵抗力が低下します。氷を常に加えたり、冷蔵庫で冷やした麦茶をはじめとする冷えた食生活は、熱中症の大きな誘因です。

熱中症は体の冷えからくるということを、いま一度肝に銘じましょう。丈夫な体は冷えていない温かい体、となります。

45 体重の変動が大きい

月に二、三度、治療を受けに見える六十歳の女性。「このところ食欲が旺盛で、食事が非常に楽しい。でも体重がすぐ増える」とのこと。

食事が美味しいことは、幸福の証で良いことです。ただこの人は、食べるとすぐ太るのが悩みだといいます。しかし治療を受けて食欲が増すのは健康の証でしょう。そうではなく、生活の仕方で体重が増えるのは注意が必要です。

人が太るのは、単にたくさん食べたからという理由だけではなく、いろいろな状況が考えられます。

よく見かけるのは、太った若い人で手足が冷たいというケース。

いわゆる冷え性ですが、現代医学ではこのような人は基礎代謝が低いといいます。つまり、生きる力が弱いということです。

冷え性の人には、朝起きた時の体温が三十六度を切るとか、夏でもあまり汗をかかないとか、血圧が低いなどの特徴があります。

またあまり体を使わない傾向にあるため、生きるために最低限必要な生命活動、つまり内臓の働きや呼吸、体温調節などの基礎的な体の働きが弱いわけです。

一日の総消費カロリーの約七十％は、基礎代謝です。冷え性はこの消費量が七十％を切ることによって起こるので、食べる量が一定でも消費しないカロリーが増えることになり太るわけです。つまり、冷え性はむくみや肥満になりやすいといえます。

食生活のあり方によっても太ることがあります。食事時間が不規則、間食が多い、それに加えて便秘がちなどです。これらはカロリー過多になりやすい傾向にあり、太ります。

食べ物でいえば、筆頭はジャンクフードやインスタント食品です。

ジャンクとは「屑」のことですから、ジャンクフードは「屑のような料理」です。これらは高塩分、高糖度、高カロリーで口当たりはいいのですが、ビタミンやミネラル、食物繊維が余り含まれていません。

たとえばファストフードのバーガー類やコンビニ弁当、アイスクリーム、チョコレート類などです。

それを毎日のように食べると、一日三千キロカロリーの熱量を簡単に摂取するとされます。それに加えて日常的に労働や運動をしない生活が続くと、高カロリーが災いして肥満になります。

余談ですが、ジャンクフードの類は値段が安く口当たりが良いため、食費を抑えるために摂る傾向にあるようです。肥満はこれまで高収入の代名詞でしたが、最近では低所得の代名詞になってきました。

意外なことに睡眠不足も太る原因になります。単純に考えても、睡眠不足とは起きている時間が長いわけですから、食べることに関心が向きやすく、結果として食事量が増えることになります。

また成長ホルモンは、体重の増加を抑えるとされます。快眠は成長ホルモンの分泌を促すので体重減につながります。寝不足は生命力を弱らせ、体重も増えるというわけです。

体を活動的にする交感神経の働きが衰えても、太りやすいといいます。家でゴロゴロするのが好き、スマホをずっと見ている、朝食を摂らない、運動をほとんどしないなどです。

更年期の女性が太りやすいのは、女性ホルモンの分泌が少なくなるためとされます。女性が歳をとると太る理由の一つです。

脂肪組織が増えて太るのを肥満といって警戒するのは、生活習慣病や不妊症、腰痛・膝痛などを恐れるからですが、肥満体になると病気になりやすいのは、体にかかるいろいろな負荷で生命力が弱まっていることが根底にあるとみます。

体の状態で大切なのは、まずは体重に変動がないこと。次に体重より体形で、筋肉をよく使い、浮腫《むく》んでいないことです。そして、やや太り気味がかえって良いと思われます。

ダイエットは女性の永遠のテーマですが、若い人が体形を気にして一時的に関心を持つのはともかく、「痩せすぎず太りすぎず」が生命力のある証です。

46 睡眠の質の低下

当然のことですが、男も女も自分で選んだ性ではありません。気づいた時には男であり女であり、自分の性を生きる宿命に置かれています。

この与えられた生命は、個人の意思や努力で自由にできません。自ら命を絶つことはできますが、それは本来の生き方ではありません。

その生命の在り方は、顔や手足の形や体形、体格をはじめとして、皮膚の色や体臭、弾力性、動きなどで判断されます。正常であれば気にならないもので、体のことが気になるのはどこかに異状があるということでしょう。膝が痛ければ膝を意識します。体はそれを「おかしい」と感じるもので、見方を変えれば、それは生命の異状を示しているといえるでしょう。私はいつもそのような視点で、病いを診ています。

さて近年は、睡眠は夜にとるものとはいえなくなってきました。夜働いて昼間に寝る生活もあるからですが、電気のない頃は、午後十一時頃には床に就くのが一般的でした。

睡眠で必要なことの一つは睡眠時間の長さで、何時間ベッドに横になって寝入っているかです。理想的には六、七時間といいますが、寝起きの時に充実感があれば良し、としてよいでしょう。年齢や仕事内容で大きく違うからです。

次に、寝つきの良し悪しを観てみましょう。床に就いてもなかなか眠れないという人は、歳を取った人に多いものです。昼間の労働量が体力に比べて少ないため、あまり疲れていないからともいえます。しかし体の異状で寝つけないこともよくあります。

喘息《ぜんそく》を病む人で、布団に入ると咳が出て寝つけないという話はよく聞きます。喘息は体が冷えているから出るもので、咳は体を温めようとする本能的な作用とみます。

体は、布団に包まれると温まります。そうなると体表と深部との温度差が大きくなり、相対的に深部はさらに冷えることになるでしょう。

その冷えを吐き出して温めようとして咳が出るわけです。夜中に起きて咳が治まるのを待つという話を聞きますが、温まった体表を冷やして体の内外の温度差をなくそうとする働きと解釈します。

布団に入ると体が痒くなり眠れないこともあります。アトピー性皮膚炎が典型です。

この病気は皮膚の環境に対する抵抗力の低下などと説明されますが、たとえそうであっても、そのような皮膚にどうしてなるのかがはっきりしません。

この皮膚炎は、皮膚が荒れて皮がむける、赤みを帯び熱感がある、皮膚が盛り上がる、そして非常に痒いのが特徴的です。これらはすべて熱症状とみます。汗が出ないで火照るのも独特です。汗をかけば少し痒みが治まり楽になります。

この原因は皮膚の問題というよりも背景に家系的な要素もあり、アレルギーの人が家系にいたりするものです。体質的な要素があれば環境の影響を受けやすく、それが皮膚の問題となると思われます。

布団に入ると痒くて眠れないのは、皮膚に熱が籠っている上にさらに温めることになるためです。

しかしどうして皮膚に熱が籠るかが問題で、それは体が冷えて体熱を調整する力が落ちているからと判断しています。

冷えという言葉は、温度を意味するだけでなく体の代謝の状況を示していて、「冷えている」とは代謝に何らかの滞りがあるということです。

人は生命力で生かされていますが、それは年齢や生活の仕方にかかわらず、常に変動しています。その変動を代謝と言い換えても良いでしょう。

アトピー性皮膚炎についても、氷などで体を冷やすことは勧められません。体の芯が冷えて代謝力が落ち、痒みは強くなります。痒みは家系から与えられたと考え、それを受け入れつつ、自分に合った治療と生活の仕方を見つけることです。

家系的な要素が根底にあるだけに、治めるには残念ながら時間がかかるものです。

以上のように、医学検査で異状がなくても睡眠を妨げるものはいろいろあります。心配事が頭から離れない、リウマチなどで夜も痛い、酒の酔いがさめた、薬が合わない、旅行中で枕が合わない、精神的な病気がある、などなどです。

睡眠時間を一日八時間とすれば、それは人生の三分の一を占めますから、睡眠障害は大変なことです。

もう八十歳に近い女性で、入眠障害を訴える人が治療を受けに見えています。床に入ってから一、二時間ほどまんじりともしないといいます。非常に繊細な性格で、些細なことでも気になるというタイプ。では床に入るのを二時間遅らせればよいかといえば、そういうことではなく、とにかく「床に入ってから一、二時間」ということのようです。

このように何か気になることがあると、脳は昼間と同じようにいつまでも働いて休んでいない、といえるでしょう。

ところで人が寝る時にはベッドで横になります。あまりにも疲れて電車のつり革を持って立ったままうとうとするなどの話もありますが、これは例外的なことでしょう。立っていては眠れません。

これは恐らく、重力の作用で頭から爪先まで血液などが休みなく回《めぐ》らされていることに関係するでしょう。

起きている時は、血液は重力に逆らって頭に上り、重力に引かれて足の爪先まで下ります。このようにして血液は体を上下に循環していますが、これは脳の自動的な指令によるものと思われます。

では横になって寝ている時はどうかといえば、頭部と爪先までの重力差はほとんどないでしょう。

人の体は生きている限り、上下に血液が循環し、それによって熱が万遍なく全身に往きわたるようになっている。しかし熱は上昇しやすいため、どうしても上に籠りがちです。上に偏った熱を下げる力が弱いと、足腰が冷えやすくなります。

先述した寝付けない女性は、夜、床に入っても脳が働いて熱を帯びている、それは熱を下げる力が弱いからだ、となります。

このような体の特徴を性格からくるとみれば家系的要因もあり、元に戻すのは難しい面があります。しかし、この頭に熱が滞りやすい体も、生後に原因があることがあります。

たとえば、ある四十歳の男性の例。「寝ても一時間ほどで目覚め、それからなかなか眠れなくて困る」ということで来院しました。

よく話を聞くと、十二歳の時に自転車事故を経験しています。それがもとと思われますが、頸部にうっ血があり、それを処置することで睡眠問題は全くなくなりました。

この例では、熱を循環させる脳の機能が事故で抑えられていた、と考えられます。

以上は寝付けない話ですが、逆に一日中睡魔に襲われる、いくら寝ても寝足りないという人もいます。朝も陽が高く昇ってからやっと起きるという具合です。不眠は頭部に熱が籠っていると考えますが、眠くて仕方がないのは全身的に熱が弱っているとします。生命力の弱まりです。

人が活発に動けるのは熱があるからで、熱の象徴は活動です。

冬山で遭難しかかった人は「とにかく寒く眠くて仕方がなかった、遭難した友は結局目覚めなかった」といいます。ですから一日の疲れも冷えを意味します。

脳が冷えると、体は活動しなくなり眠くなる。これは熱の循環がうまくいかないためで、体は全身的に冷えていく。

脳が冷えやすいのにも何か原因があるのでしょうか。考えられる原因のひとつが、薬の副作用。その副作用のある薬は、咳止め、片頭痛治療薬、禁煙補助薬、抗てんかん薬、吐き気止め、痛み止め、抗不整脈薬などの類です。

不眠では下腿を温める、慢性的に眠い時には体を温めるのが原則的な対処法です。服薬も含めて、いずれもまず生活の中に原因があると考え、原因追及を行いましょう。

47 寝違《ねちが》えの原因

冬、寒い朝の起床には少し勇気がいりますが、起きようとしたら首が痛くて起きられないということがあります。俗に「寝違え」といわれる症状です。先日も三十代の女性が、「寝違えて三日になるが、一向に治らない」といって見えました。

治療を受けた形跡はあるのですが、痛い所を狙った方法のようで、埒《らち》が明かなかったとのこと。

これは前に触れた足のこむらがえりと症状は似ていますが、実態は少し違います。似たような症状ですが、首の筋肉、たとえば表層の胸鎖乳突筋《きょうさにゅうとつきん》やそれより深い斜角筋《しゃかくきん》などの炎症の類です。炎症性ですから、痛みはもちろんですが時には熱を持つこともあり、首を回せないという機能障害を伴ないます。

胸鎖乳突筋は、胸の胸骨・鎖骨と耳の後ろの乳房状の骨を結ぶ筋肉で、首の左右にあります。

首は体の上部の組織なので、体に異状があれば冷えるより熱を持ちやすい傾向にあります。

仕事がきつかった日の夜は、寝返りもしないほど熟睡することがあるでしょう。その状態では首や肩回りが動かず、また枕などで首が一定の角度で固定されることもあり、それが長く続くと熱を持つことが考えられます。

でもこの痛みの原因を首の筋肉の炎症だ、とするのは短絡的です。一般に夜熟睡しても、ほとんどの人は寝違えを起こさないからです。

人は五体満足で生まれても、親の体質の悪い面も受け継いでいるものです。また成長する過程で体にいろいろな刺激があるでしょう。人はそれらに耐えて成長していきます。

つまり日常的には、外傷をはじめとして、食事の摂り方や仕事の負担、性生活あるいはウイルスなどによる障害からくる疲れがあり、原因の曖昧な疲労がいろいろと体には潜ん

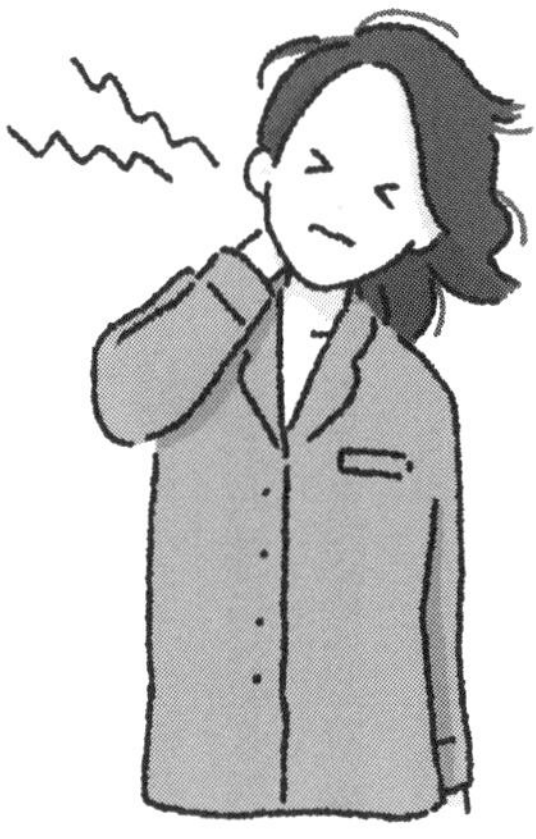

寝ている間に首が一定の角度で固定されることで熱を持ち、寝違えが起こることも

でいるものです。そのような時、さらに体に影響する要素として、一つは気象の変動が指摘されます。それは寒暖の変化や湿度の状況と、その背景にある気圧の変化です。

気圧とは気体の圧力ですが、その圧力を一気圧約一千ヘクトパスカルとして、一平方メートル当たり約十トンにもなります。人体は気圧が高くなると体の組織は締まって元気になり、逆に低くなると組織は緩んで体は冷えやすくなり気持ちが塞《ふさ》ぎます。それに気温と湿気が加わる。人体は気象の影響を常に受けているのです。

もう一つ人体に影響する要素として、人間関係からくる精神的刺激があります。一般に、喜び、怒り、憂い、悲しみ、驚き、恐れなどがありますが、どれも人として必要な感情です。しかしこれは度が過ぎると体力消耗につながります。

今回の新型コロナ感染症の流行では、人との交わりを避けるために外出をできるだけ控えて人との距離を広く取るように、という指示がありました。

これは人間の生きる手段を制約するものです。憂いや恐れで不安感が強くなっても一人で解決できず、鬱病《うつびょう》になったり自殺をしたりする人が出るのも頷けます。

ウイルスにもよりますが、感染症はあくまでも体調を崩す原因の一つにすぎません。いきなり発病することはなく、その前段階として、日常的に体の疲れが蓄積されることこそ、より大きな問題といえるでしょう。

さて今回取り上げた症状の範囲は狭いものですが、単純に首や背中の筋肉の異状として割り切れない要素を含んでいるということです。

前出のこむら返りは足のふくらはぎが冷える症状でしたが、今回は体の上部が熱を持つものです。

当然のことですが、症状は同じようでもその内容は人によって様々です。天候が不順でなる人もいれば、人との会話の中にその原因がある人もいるでしょう。具体的な苦痛は似ていても、その背景は大きく違うということです。

寝違えも背景が軽度であれば、少し休めば治まりますが、二日、三日と続くものは甘くみてはいけません。

しかし原因は必ず、毎日の生活の中にある、とみるべきでしょう。

48 虫歯や歯周病の予防

毎日の生活で欠かせないものは、当然のことですが食事です。食事は、時間に追われることがあるものの、体調さえよければ楽しいことで苦痛ではないはずです。

週に一度、治療を受けに見える九十六歳の女性の訴えです。「この頃、舌の左右の縁が食事のたびにピリピリと痛い。何とかならないでしょうか」

口の中を診ると、舌の両端が赤くなって痛そう。下顎は総入れ歯、上顎も自分の歯は三本のみであとは入れ歯。下顎の入れ歯を外して左右の歯槽を調べると、右奥の歯茎《はぐき》に強い圧痛を確認しました。

かかりつけの歯医者に相談しても「歯の調節は、これ以上は難しい」といわれているようです。

日本人の入れ歯の歴史は古く、江戸時代にはツゲの木で作られたものが使われていました。ですが、まだまだ一般的ではなかったので、上下の歯がなくなると、俗に「土手」と称して歯茎で食べ物をしゃぶって柔らかくしたり、つぶしたりして食べていました。

歯がないため口はすぼみ、梅干のように皺くちゃになるため、「うめぼしばあさん」などといったものです。いまはそのような老人を見ることはほとんどありません。いかに歯が顔の相に重要かがうかがえます。

現在は入れ歯が普通の時代になったわけですが、今回の訴えのような問題がひとつ残されています。

入れ歯は食べた物を咀嚼《そしゃく》するには便利であっても、口の中で歯茎に当たって痛むことがある、ということです。舌の痛みはその結果です。

これは入れ歯が人工的なものなので硬く、それを受ける歯茎は生身なので毎日僅かずつ変化していく。つまり、人工的なものは変化がなく、生の歯茎は変化する、これでは義歯との間にズレが生じて痛みが出るのは無理からぬこと。

先の女性もこれまで何度か歯医者に訴え、最初の内は義歯の調節をしてもらえたようですが、人工的な調節には限界があります。この痛みを取るには、人工的な歯に生体を合わせるしか方法はないでしょう。

ところで人の歯は他の動物と比べて大きな特徴があります。それは、永久歯が抜けたら永久に生えてこないことです。そこで入れ歯が必要になるわけですが、野生動物にはこのようなことがありません。

動物は食性によって歯の事情も違う。たとえばサメの歯は十列に並んでいて抜けてもすぐ次の歯列が準備されています。ウマの歯はすり減るばかりで抜けないので歯を見れば馬の年齢がわかる。ゾウの歯は後ろに移動し、一番奥のものから脱落するのでいつも永久歯は揃っています。

このように野生動物では常に永久歯が安定して使われますが、人はそうではありません。それゆえ、八十歳でも自分の歯を二十本は保とうという八〇二〇（ハチマル・ニイマル）運動があるのです。自分の歯が二十本あれば不自由ないということです。

歯を失う原因は虫歯と歯周病が代表的です。虫歯は砂糖で歯のエナメル質が溶けたもの、歯周病は口腔内の不衛生によるもので、細菌感染による歯槽の炎症とされます。どちらも体の外からの要因によるということです。

ですから、虫歯や歯周病の予防には、甘いものに注意して口腔内を清潔にといいます。しかしその背景には体調の低下があるもので、ただ一所懸命歯ブラシを使えば防げるものではない点が難しいところです。

歯は体の組織のなかで最も硬く、その安定性は生命力を表すといえます。今回の舌の痛みも、義歯の口腔内刺激による舌の充血とみることができるでしょう。

鍼灸の治療はわかりやすく、まず体調を整えることに主眼を置いた治療をします。次に補助的な治療として、痛む歯茎に処置をするのです。

例の女性の義歯の痛みはすぐに治まり、食事の時以外でも取り外す必要はなくなり、同時に舌の痛みもなくなりました。

49 入れ歯の金属と腹部の痛み

七十八歳になる私の知人（男性）が、次のような興味深い話をしてくれました。「正確にはいつからとはいえないが、朝、目覚めた時に左腹部にかすかな緊張を感じるようになった」「振り返ればそれは、去年の七月の末頃からだった」というのです。

知人は日頃から、鍼灸の治療もマメに受けていて、体調には重々注意しているようです。「その症状は日を追うごとに少しずつ強くなり、九月の末頃には、左季肋部《ひだりきろくぶ》から脇腹にかけて、筋肉の緊張に加えて軽い痛みを伴うようになってきた」

その痛みと緊張は食事の時に最も強く出るようになり、「十月末に小旅行をした時、夕食にワインを嗜んでいたところ酔いが回るにつれて痛みが強くなり、とうとう耐えきれなくなって食事を中断してしまった」とのこと。

それからさらに一カ月後、今度は「朝の起床直後に鼻血が多量に出るようになった。これはどういうことか。鍼灸の治療でも、『腹筋の緊張です』といわれるだけ。治療直後は痛みも治まるものの一向に状況は好転しない」。

彼はもともと病院に行くタイプではないので、頭の中でいろいろと原因を自分なりに探っていたようですが、ここに来て突然「あることが頭に閃《ひらめ》いた」と言います。

それは去年の七月初め、歯科で受けた歯の処置のことでした。

彼の上顎の歯は、左の奥の五番から八番までの四本と右の奥の七番、八番の二本が義歯です。これら左右はつながっていて一体です。

それが少し不安定になってきたので、近所の別の歯科に相談したところ、「磁石がよいのではないか」ということになり、左の第五歯の入れ歯に磁性のある金属を埋め込み、それを受ける上顎の歯根にはパラジウム合金を被せたといいます。

結果は上々で、硬いものや餅のような粘りのあるものも何の苦もなく噛めるようになったそうです。

しかしその頃から「左の脇腹の異状が始まったようだ」と言うのです。

彼は、「体に金属を入れることはよくないとわかっていた」と言いますが、自分のことに関しては注意が及ばなかったということでしょう。

ましてや磁性のある金属を使ったのはまずかったと反省しているようです。早速、歯科の先生に事情を話し、取り敢えず磁性のある金属をはずしてもらうことになりました。

歯科の先生曰く「こんな話は聞いたことがない。受けの歯に被せた金属は、六カ月程度ではまだ磁化していないだろう」といわれたようです。

結果は知人の予想通りで、鼻血はもちろん出なくなり、腹痛も徐々に軽くなってきたのです。

しかし緊張はとりきれず、体を捻ったり、腹部を強く折り曲げたりすると瞬間的に激痛が走ることには変わりありません。

おそらく、受けの金属もいくらか磁性化していたのではないか、あるいは金属そのものが良くないのではないか、と彼は思ったようです。

そこで受けのパラジウム合金も二月の末には取り外してもらったといいます。

金属を外した直後から、腹部の緊張と痛みは徐々になくなり「一カ月後にはまったく異状を感じなくなった」とのことでした。この話を聞くと、善かれと思ってはめた磁石は何だったのかと思わざるを得ない結果です。

歯は咀嚼や会話、容姿に関係するため虫歯や歯周病の治療は大切ですが、かつては経費も関係して、アマルガムのような金属を使用していました。

現在では水銀の問題などがありアマルガムは使用していませんが、ここで重要なのは、磁石はもちろんのこと金属自体が体に良くないということです。

金属には元来熱を吸収する属性があり、いつもそれに触れていると徐々に体が冷え組織の異状が起きることにつながるからです。正常な生命体は温かいもの。冷える作用はそれに反します。体に金属を入れないことも健康を保つには大切なことなのです。

50 体が冷えるとウイルスが活性化しやすくなる

この頃は、心なしか帯状疱疹を患う人が多いようです。この病気は、点状の発赤と水疱が帯状に広がる皮膚病で、ピリピリと表現される鋭い痛みが特徴。時には痒みもあります。点状のものがつながって面状になるものもあります。

その発症部位は体の右か左の半身に限られ、頭から手足の爪先まで発症しない所はないようです。伝染性はなく人にはうつりません。

今の医学では帯状疱疹は、子供の頃に罹った水疱瘡（水痘）ウイルスが原因と考えます。厄介なことに水痘が治ってもこのウイルスは潜伏し続けます。感染しても水痘にならず、潜伏し続けることもあります。

潜伏したウイルスが、歳を取ったり、ストレスやがんなどで免疫力が落ちたりすると活発化して疱疹になる。そのため発病は五十代以後の人に多いようです。

最近この病気が多いのは、新型コロナウイルスによる不安感が広がり、国民全体に疲労感が漂っているからかもしれません。

二〇二一年四月のことですが、帯状疱疹の悩みを抱えた人が遠方から見えました。七十歳の女性です。

発症部位は頭部の右半分。顔にはまったく異状がありません。「去年の十一月に突然発症し、皮膚科に行っても埒があかず、鍼灸の治療を受けても治まらない」というのです。

頭部の皮の色は観察しにくいものの赤く、発疹は触ってわかります。頭から首筋にかけて一日中ピリピリ痛み、夜も寝付けないので「入眠剤を使うようになった」といいます。かなり重症です。

これを鍼灸治療ではどう診るか。

一言でいえば、赤い発疹とそれに伴う痛みは熱の症状、つまり、赤い色、隆起状の発疹、ピリピリという痛みなどは熱を表す状況と診るわけです。

これらが皮膚に現れるのは、何かの理由で体が弱り熱をコントロールする力が落ちているから、と考えます。理由はともかく、これは生命力が弱まっている印と診ます。

治療方針は簡単。生命力が弱れば体が冷える傾向にあると捉え、それを元に戻す工夫をするだけです。

詳細は省きますが、まず基本治療として背中に軽く鍼をして、それで生命力の戻りが足りなければ、さらに治療を加えるというものです。

治療の焦点を、症状でなく生命力を強めることに置きます。それができればいろいろな症状にも応用できる、という理屈です。

今回も基本治療を二回して様子をみましたが、それだけでは不十分でした。そこで三度目に、補助治療として歯槽の治療を加えることにしました。

ところで歯列は歯槽の上にあり、あたかも歯槽骨と一体かのようです。骨格を作る骨を生命の中枢とみなせば、歯や歯茎・歯槽骨の状態は生命の状況を最もダイレクトに表しているといえるでしょう。

歯の異状は単に歯の異状ではなく、生命体の異状の表れともいえるのではないでしょうか。

一般には、歯や歯茎・歯槽骨の異状を体の他の異状と関係づけません。鍼灸では、歯などの異状は骨の異状、骨の異状は生命力の弱り、すなわち体が冷えている、としています。

この女性には左下の七番目の歯槽に圧痛があったので、そこに灸を二壮《にそう》しました。結果は上々、治療を終えた直後から頭の痛みはなくなり、爽快な気分になって帰られました。

この歯は、数年前の虫歯の処置で金属を被せられ、以来長い間金属で覆われていました。金属は歯の動きを抑え、熱を吸収する作用があり、体の冷えにつながるとします。

体が冷えると熱を調節する力が弱る。その結果頭部に熱が籠り、帯状疱疹ウイルスが活性化したとみています。

今回の新型コロナウイルスでは額で熱を測っていますが、熱があれば疲労して体の芯は冷えている、つまりウイルスが活性化しやすい状況だ、と読めます。

帯状疱疹もウイルスの活性化によるものなので、同じ視点で判断できるといえます。

第五章

私の鍼灸のあゆみ

私の半生と鍼灸との出会い、鍼灸学校での学び

本書でこれまでに取り上げてきた症例とその解決法は、古代中国の東洋的発想から割り出した人間観によりますが、治療手段は鍼や灸に限定しています。

そこで、私の半生から見た鍼灸という仕事について書いてみるのも何かの参考になるかと思い、書き留めることにします。

日本には鍼灸師という仕事があります。厳密には、「あん摩マッサージ指圧師、はり師、きゆう師等に関する法律」（あはき法）によって、あん摩マッサージ指圧師、はり師、きゅう師という資格に分かれます。この資格は国家資格で、現在では一度手にすれば終生身分を保証されます。

これらの資格試験を受けるには、鍼灸やあん摩等の専門学校や大学に三～四年通わなくてはなりません。学校は厚生労働省管轄のものと文部科学省管轄のものとがあり、厚労省管轄のものは私立系の専門学校で、現在は全国に九十八校あります。

文科省管轄のものは、一つは視覚障害者のためのもので、いわゆる盲学校系です。はり・きゅう科のある学校は五十六校、鍼灸大学は十一校あります。鍼灸大学では四年の学業が課せられますが、三年を終えれば資格試験を受けることができます。

以上は鍼灸の資格取得の現況ですが、この資格の特徴は、視覚障害者が鍼灸師になれるという点で、これは日本独自の制度です。

視覚障害者が鍼の技術を得て生業とするのは江戸時代から。それは三代将軍家光の鍼医となった山川検校《けんぎょう》（城官貞久）や五代将軍綱吉の病を治した杉山検校（和一）などの功績が大きいとされます。検校とは昔、盲人に与えられた最高位の官位の名称です。

特に将軍家御医師となった杉山検校は、本所一つ目に土地（両国駅に近い江島杉山神社辺り）を与えられました。彼は、そこに「杉山流鍼治導引稽古所」を建て、盲人の鍼師を多く養成したのです。視覚障害者への鍼灸教育の萌芽がここにあります。

これに古くからあったあん摩術（導引＝古代中国の道家から出た治療法）が加わり、箏《しょう》や三味線と同じく視覚障害者の生業となります。

このように江戸期は鍼が盛んでしたが、明治に入ると西洋的な医療制度が確立するに伴い、鍼灸は民間療法となります。ただ福祉的な意図から、鍼灸は国による視覚障害者の生業として残ることになりますが、明治の終わり頃から私立の鍼灸専門学校がポツポツと創られ始めるのです。

さて、第二次大戦後の一九四七年、先の法律「あはき法」が制定されます。これにより晴盲《せいもう》関係なく一様に学校に通い、資格試験を受け、合格すれば、身分を保証されるようになりました。一九七五年頃には、盲学校以外の鍼灸の専門学校は全国に二十校ほどありました。

その頃はまだ、はり師やあん摩師といえば視覚障害者の代名詞のようなもので、一般の人が就くような職業ではなかったのです。私が資格を得て仕事を始めた頃でも、「あれ、先生は目が見えるんですね」などといわれたものです。

前置きが長くなりましたが、私自身は、父親が晴眼者でありながら鍼灸師であったことで、この世界を知っていました。父親も変わった一面があり、若い時は箪笥職人として腕を磨き、彼の作った箪笥はほとんど即売、三日と店頭に並ぶことはなかった、と聞きます。

彼は一九四五年の終戦後に幸いにも復員できたものの、以前の店のあった東京は焼け野原。そこで心機一転、それまで趣味として興味のあった鍼に注目し、鍼灸学校に通い資格を得たのです。

私は大学まで進学したものの、二年目にして専攻した経済学が自分に合わないことを悟り、そこでやっと親の仕事が私にとって意義深いことに気づきました。

一九六六年四月、鍼灸学校に新たに入学し直したのです。

私の入学した鍼灸学校は、当時、もっとも東洋的な鍼灸を教育することでよく知られていました。

現在、世界中で行われている鍼灸治療はすべて中国から伝わり、それは後漢（二五―二二〇年）前半頃までにまとめられた『素問《そもん》』という文献が原典です。日本には奈良時代に伝わりました。

『素問』とは鍼灸最古の文献とされるもので、前漢の時代（前二〇二～後八年）に編纂され始めました。八十一篇からなり、非常に膨大な文献です。その後に著された数々の鍼灸の文献は『素問』の内容を参考、発展させたもので、それらの理論の元をたどると『素問』に行きつく、というわけです。

しかし、現実の授業は、解剖学、生理学、病理学など西洋的な授業内容から始まり、東洋的な内容の授業がわずかしかありません。その中でも東洋的といえるのは鍼と灸の実習授業で、これは医大にはない科目です。

鍼の実習は、物に鍼をさす訓練から始まりました。教材の鍼は、合銀製で太さは〇・二ミリ、長さ五十ミリ。非常に細く軟らかいものです。

まずやったのは「糠枕《ぬかまくら》」に鍼を通す課題。糠枕とは、広口の容器に炒り糠を固く詰め、口を赤い絹布で覆ったもの。これを人体に見立て、左手で鍼先を固定、右の利き手で鍼の柄を持ち、曲げないように刺し入れる。基本的な手の構えを習得します。

次に「浮き物通し」。水をなみなみと張った容器にリンゴを浮かし、水がこぼれないよう、リンゴに鍼を通す。この訓練により、鍼は力で押し込むものではないことを知りました。

またいろいろな身体の状況を想定して、ロールペーパーやミカン、ジャガイモなどに鍼を刺したり、手の構えの持続力をつけるために厚さ約三ミリメートルの桐板を使ったり、鍼を曲げないで通す訓練をしたものです。

日本の鍼を考えるとき、江戸時代の杉山和一を外すことはできません。彼は視覚障害者であったがゆえに、独自の治療技術を編み出したとされてきました。

彼は若い時に病で失明し、鍼師になろうと江戸に出て鍼師の山瀬琢一の弟子になりますが、不器用だったため破門されます。そこで一念発起し、江の島の弁財天の祠《ほこら》にこもり、七日間の断食祈願をします。その明けの日の帰り道、臥牛石に躓いて転び、偶然にも丸まった笹の葉に松葉が入ったものが手に触れました。そこで閃いたのが、後に管鍼法《かんしんほう》といわれる手法です。

元来鍼は細い金属製で曲がりやすく、素手で人体に入れるにはかなりの技術が求められます。そこで管に鍼を入れて導管とし、管から二ミリほど出ている鍼の頭を軽く指で叩けば、鍼は曲がらず身体に入っていくという寸法です。その管を鍼管といい、これを使う治療法を管鍼法といいます。

管鍼法は鍼を生業とする目の不自由な人に大きな福音となります。さらに晴眼者にも広まり、その後、鍼灸学校でも、管鍼法を会得するのが必須のこととなり、日本の鍼の特徴といえば細い鍼と管鍼法となりました。

管鍼法の利点は、単に鍼が刺しやすいというだけでなく、鍼が皮膚に当たっても痛みをほとんど感じさせない点にあります。管を支える左の拇指《ぼし》と示指《しし》でツボを十分に広げ、皮膚を薄くして固定するからです。

授業では、半年もすれば人体に鍼を刺す実習に入りますが、鍼をしてどうして病気が治るのか、という点についてはなかなか納得がいかない状況が続きました。

東洋医学としての鍼灸は、経絡と経穴（経絡上のツボ）が実在していることを前提にして成り立っています。しかし、これは仮定であって、未だに解剖学的に証明されていません。

東洋医学として経絡などの実在を求めるのは、本来矛盾した要求といえるでしょう。「実在性」こそ、現代医学、西洋医学的な考え方にほかならないからです。

ところが一九六一年、朝鮮民主主義人民共和国（北朝鮮）の金鳳漢《キムボンハン》博士が現れ、「経絡系統の実態が確認された」とするボンハン学説なるものを発表したのです。これは日本の斯界に大論争を巻き起こしましたが、結局は経絡・経穴の実態はつかめず、五〜六年後には金鳳漢博士も行方知れずになりました。

経絡・経穴――これは、東洋医学とは何かを知る試金石ともいえるのです。

技術を身につけるための実践

鍼灸学校に入学した当初は、鍼灸が東洋医学かどうかよりも、まず技術を身につけることに専念しました。つまり管鍼法に習熟することです。

そこで二年次の夏休み、とにかく鍼の有効性を実感しないことには話にならないと思い、親戚回りをして、延べ百回の治療をさせてもらいました。百回といえば多いようですが、一人平均十回の治療を十人に施したことになります。

そのなかで二件ほど、顕著な結果を経験しました。

一人は六十代の男性。代々京都の鞍馬に住み、樵《きこり》を生業としてきたのですが、子供たちが市内に住むようになったので仕方なく京の街に下りてきて隠居生活をしている、という人です。

ところが市内に住むようになってひと月もたたない内に、首から顔・頭の皮膚全体に白い粉を吹くようになったのです。それは痒みを伴い、たまらなくなってくると、皮膚が切れて赤い血がにじみ出る始末。首や顔のあちこちに、赤い筋が残っていました。

鍼を学び始めてまだ一年半の学生には、荷の重い症例です。しかし、これはいい機会と自分にいい聞かせ、経穴に鍼をしたり、特殊な鍼で首から上の白粉を吹いているところから血を絞ったりして、三日間泊まりがけで治療をしました。その結果、日毎に顔に精気が蘇り、皮膚の白い粉も出なくなり元気になったのです。

治療は、経穴の位置を書いた『十四経発揮《じゅうしけいはつき》』という書物一冊だけが頼りで、はっきりした治療理論もなく、触っておかしいと感じた所へ慎重に鍼をした記憶しかありません。

身体のどこでも、異状のある所に鍼をすれば何らかの反応があることが確認できた一例でした。

因みにこの症例の原因には、飲料水が疑われました。鞍馬の水に慣れた患者にとって、町の水道水は身体に合わなかったに違いありません。

もう一例は、京都大学の附属病院で第四期と診断された、五十代の子宮がんの女性です。ただ当人の悩みはがんではなく、両手足が赤ちゃんのようにパンパンにむくんでいること。上肢は手首まで、下肢は膝下まで、はち切れんばかりのむくみでした。しかし、何をやっても、どんな薬を飲んでも一向に治らないということでした。

彼女からは「鍼でも灸でも好きなようにやっていいよ」といわれ、これは鍼の練習に格好の症例とばかりに、毎日おじゃましたものです。

ところが驚くことに、治療を始めると一日一日と確実にむくみが引いていくではありませんか。当人の喜びようはもちろんのこと、私も、その理由は把握できないまま、鍼の効果に呆然としていました。

一度の治療時間は約三十分、結局十日間往診し、ほぼむくみはなくなり、完治したようでした。しかし、さらに驚いたのは、その後、その女性はむくまず、五年ほど生きておられたということでした。

その他にもいろいろと鍼をさせてもらった一夏でしたが、記憶に残ったことは、鍼治療で変わらない症状はあっても悪化した例はなかったことです。どの症例も例外なく病院にかかっていて埒が明かないものばかりでしたが、鍼灸を習いたての者の治療でも効果があるのは、無視できない事実でした。

今はこのようなことは、学生には難しいようですが、夏休みの治療行脚を経て「鍼灸には現代医学と違う治効理論があるのではないか」ということは感覚的にわかってきました。

しかし、気とか陰陽などの東洋的な言葉が、実際の治療とつながらないもどかしさは、くすぶり続けました。

学業の方は順調に進み、予定通りはり師ときゅう師の国家試験も終わり、無事卒業となりました。

ところが三年次も終わりに近づいたある日、東京教育大学（現筑波大学）に「理療科教員養成施設」なるものがあることが耳に入りました。進学すれば、鍼灸を思考する時間が与えられる、と東京教育大学の門を叩いたのです。

鍼灸院の開院、鍼灸学校の創設に携わる

視覚障害者の学校では、将来の生活手段として鍼灸治療を教えます。その教員資格を取得するためには、東京教育大学の「理療科教員養成施設」を卒業する必要がありますが、晴眼者の入学は認められていませんでした。

しかし、私が受験した一九七〇年、タイミングよく法律が変わり、私のような晴眼者にも門戸が開かれたのです。これは日本の鍼灸医療全体の教育制度が変わる先駆けともいえ

る大きな変化でした。

同級生は十八名で、その内、晴眼者は二名。新卒の学生が多く私は上から二番目の年長者でした。

授業は視覚障害者を対象に進められ、鍼灸ではあっても現代医学的な考え方に重点が置かれているように感じました。

授業では低周波を使った治療とか、当時開発されたばかりの赤外線サーモグラフィ（人体から発する赤外線の変化を色で面として現わす装置で、体温の変化を把握できる）を使った実験なども実施。経穴や経絡を電気や熱の伝導がよい良導体として捉えるわけです。非常に現代医学的な考え方で、それはそれで得るところがありました。

学園生活は不自由なく有意義な毎日で、放課後はほとんど往診をして、鍼灸治療の実体を探ることに集中します。

一九七二年三月一日、私は卒業を待たずに開院しました。私と同じ課題を抱える鍼灸学校時代の友人、波岡久夫氏との共同経営で、名称は「太子堂鍼灸院」。

幸いなことに色々な人の協力があり、臨床は各自が週の三日を担当する形式を取り順調で、しばらく黙々と臨床を続けていました。

そんな時、別の同級生から「是非会ってほしい人がいる」といわれました。開院した年の暮れも押し迫ったある日、太子堂鍼灸院にその方が見えます。その方が口にされた話題は意外なものでした。「鍼灸学校を創りたい」

場所は千葉市検見川町。机に広げられた学校の青写真には、モルタル造りの三階建て校舎が写っていた。鍼灸専科の学校で、校舎はすでに出来上がっているとのこと。「申請書類を作成している段階だが、そこに教員免許を持つ専任教師を五人挙げなければならない、その一人に先生の名前を借りたい」

来院されたその方こそ、関東鍼灸専門学校の創設者、小林三剛先生です。後で知ったのですが、先生は昭和の易聖《えきせい》といわれた加藤大岳の門下生で、高名な易者でした。

先生の意気込みは、こうです。「人生最後の仕事として東洋思想に基づいた真の鍼灸学校を創りたい、ひいては東洋思想に基づく鍼灸治療法を確立したい」

易者の修業には、命学・相学・卜学・占学・医学の五学が必須で、先生は最後の課題である東洋医学を修めようとして、私が卒業した東洋鍼灸専門学校に入学されました。そして、こう感じたといいます。「鍼灸は、もっと東洋思想に基づくものでありたい」

私は卒業後、すぐに開業したため、その教員資格は遊んでいました。私は先生の学校設立の意図を理解し、こう申し出たのです。「ただ名前をお貸しするだけでなく、実際に私もその学校で教育に携わりたい」

これは良く考えればおかしなことです。ろくに東洋思想も知らないのに、東洋思想に基づく教育をする学校の教師になる。矛盾はしていますが、この先生のもとであれば何かが生まれるという確かな直感がありました。

私は一緒に働いている波岡氏も推薦し、了解を得て彼もすぐ教員資格を取るべく講習会(当時は一般の鍼灸の教員資格は講習会制で取得できた）に行くことになったのです。

ところが開校許可はすぐには下りないことがわかり、とりあえず新学校に関係する者に『易経《えききょう》』の教室が開かれました。新学校に関係する教員は、易の精神を理解していてほしいという三剛先生の考えでした。講義は丸三年続き、『易経』の講義をひととおり終えたとき、開校の許可が下りたのです。一九七六年三月のことでした。

鍼灸学校の現状が、三剛先生をして新たに鍼灸学校を創らしめるにいたり、奇しくも私達もそれに関係することになりました。

実習授業で閃《ひらめ》いた腹部の重要性

一九七六年四月一日、第一期生の入学式が無事執り行われました。新設校は、現在は千葉市美浜区若葉にある、関東鍼灸専門学校です。

新しい鍼灸学校では、とにかく何もかも手探りでした。

特に実技＝実習は、まずは鍼や灸を扱う基礎的な訓練から始まりますが、それを東洋的な内容の実習に高めるのは並大抵ではありません。しかも三年間で一定のレベルに達することが求められます。

私は、お腹が全身の状態を投影していること、背部を治療すればお腹に変化が起きることに着目し、これは教材に使えると考えていました。その理由は大きく二つです。

まず腹部は脳と同様、生きるには大切な所で、その状態は全身に影響します。四つ足の動物では、腹部は四肢に囲まれて保護されています。ペットの犬や猫が仰向けになってお腹をなでさせるのは、よほど警戒心を緩めている証拠です。

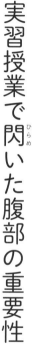

ましてや人では、気を許す相手でなければお腹を触らせません。昔の貴人は病気になってもお腹を診せることをせず、せいぜい手首の脈を触らせる程度であったといいます。

特に鍼灸の治療では、古来お腹に触れて体を診る機会は少なかったようです。そのため、お腹の診察を主とする鍼灸の資料は非常に乏しいものでした。それに比べて脈診は非常に発達し、多くの文献が残されています。

そこで、お腹の状態に基づいて治療を実習する意義は大きい、と思いついたわけです。

もう一つの理由は、学校での授業は集団教育だということです。つまり治療の結果を互いに確認して、話し合えるものでなければ困ります。

お腹は脈に比べて広くて大きく、学生同士で観たり触ったりすることができ、先生は触り方などを指導できます。このようなことは、学生と一対一であれば脈診でも可能ですが、多人数が相手となると難しくなります。腹診は授業に向いていたのです。

さて、お腹の状態を変えるにはどうすればよいか。

古来、鍼灸には腹部を五区分して診断する方法があり、そこで、背部も五区分して腹部に対応させるのはどうかということを思いつきました。

つまり腹部の診断を基にして、背部に治療を施す方法です。

お腹を直接刺激せず、背部を治療してお腹の異状に変化を起こす。鍼灸において、これは非常に大切な視点です。悪い所を直接刺激しないでも症状が緩解《かんかい》することを意味するからです。お腹に変化が起きるのであれば、同時に全身にも何らかの影響が及んでいる、つまりお腹以外にも影響が及んでいくでしょう。

ただ難しいのは、背部の五区分（五穴）をどのように刺激するか。腹部の症状に対応する最適な刺激方法や手順を見出すのに苦心しました。

五穴の刺激部位の順列組み合わせは百二十通りありますが、これから四区分（四穴）を選び、二十四通りまで絞って使います。詳細は拙著『積聚治療』に譲りますが、基本的な

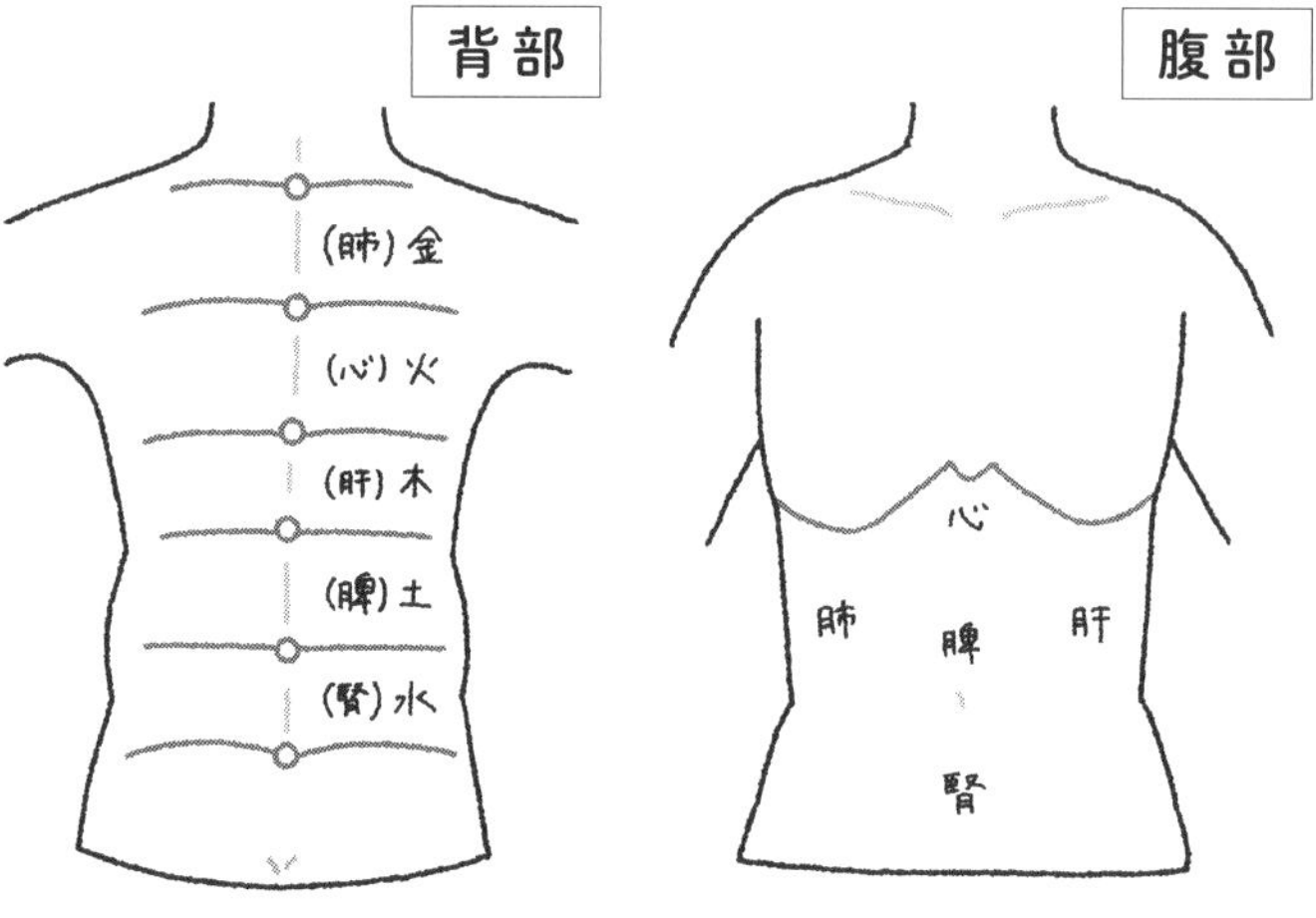

腹部、背部の五区分の位置

病気のパターンを五種類に分け、それに合わせて背部の四穴を選び、刺激するのです。

東洋医学は、病気を生命の衰えと捉えることが大前提で、一つひとつの症状だけに目を奪われないことが重要です。

お腹の治療ではこの考え方を学生達に教えます。患者役の者にはその日の体の状況をいわせ、治療する学生に体の痛みなどを事前にチェックさせます。そしてお腹の状態に基づいて一つの治療パターンを選び、背部に一定の刺激をさせます。

最初は学生達の技量も乏しく、体に何の変化も起きないものです。

しかし、鍼の扱いに慣れるに従って、直接腹部を刺激しなくても、腹部や体の他の異状に変化が起きるようになります。

体の異状は、先ずは痛みと凝りです。痛みも、触られて痛いものから何もしないのに痛むものまで様々で、凝りにも程度があります。

このように脈やお腹の状態も含めて、体にはいろいろな状況が観察されます。一つひとつの体の不調は共通して生命の弱りにある、という視点をもち、常に全身の変化を診ることを学生達に教えます。

体を一元的に診る東洋的な発想と研究会の発足

鍼灸は一般的に、痛い、熱いというあまりよくない印象が先行しているため、どうして、鍼や灸が治療に使われるようになったのかまで、なかなか思いが至らないものです。

少し古い話ですが、一九九一年にイタリアとオーストリアの国境近くのアルプスの氷河から、今からおよそ五千三百年前の男性のミイラが発見され、アイスマンと名付けられました。

彼の体には、現在使われる経穴の位置とほぼ同じ位置に点状の入れ墨が背中や足に数カ所あり、鍼灸らしき治療を受けていたと推測されています。

つまり鍼灸は非常に古くから行われている可能性があり、現在もなお有効な治療法として使われていることは注目に値します。

しかしどうして人体にとって有効なのかについては、未だにはっきりした理由づけがされず、効果だけを追求しているきらいがあります。

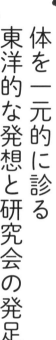

二十一世紀になってもその効果の理由が特定されないのは、今の科学の方法では認識できない要素があるからではないか、と考えられます。

鍼は非常に不思議な道具です。たとえば鍼が皮下に入っている時、鍼先は何に触れているのかよくわかりません。一般的には経穴、経絡、神経、血管といわれますが、それらはすべて経絡図や解剖図を前もって知っているから出てくる答えです。

目の前の患者の皮下に入っている鍼先が今何に触れているか、全く見えないしわかりません。想像できることは、鍼体《しんたい》という鍼の胴の部分が組織と接していることぐらいです。

にもかかわらず鍼は、何らかの影響を体に与えるわけです。

さらに注目すべき事柄もあります。それは、鍼の構造は一様ではないことです。

材質でいえば、古くは鉄、最近では金、銀、ステンレスといろいろな材料が使われています。そして形状も長さや太さも様々です。

鍼灸の古典に、後漢の時代にまとめられた『霊枢《れいすう》』がありますが、それは鍼を九種類に区分しています。興味深いことに、鍉鍼《ていしん》や円鍼《えんしん》というものがあり、これらの鍼先は丸くて皮膚に当てるだけの構造で、全く刺入できません。

余談ですが、宴席などで急に体調不良を訴える者が出た時に、鍼を持ち合わせていなければ爪楊枝でも治療はできます。鍼治療は、道具それ自体はさほど重要ではないのです。鍼は、たとえば肩こりであれば肩にする、痛い所があればそこにする、というのが一般的です。

これは体の悪い所に手を当てる「手当て」を、鍼でしていると考えればわかりやすい。鍼灸治療は悪い所にすればよいのであれば、病気の診方は現代医学と大差なく、鍼灸治療はいずれＡＩに取って代わられる宿命にあるでしょう。

しかし、そうはなりません。鍼治療において、鍼という道具の材質や形状は様々、特異性のあるツボはごくわずか、それなのに治療で効果があるのはなぜでしょう。

人には意識があります。身の回りの状況を判断するなど、これは受け身的な意識といえます。

一方、人には「能動的な意識」もあると考えられています。

鍼を皮膚に当てていると、その箇所以外の所に無秩序に影響が現れる、という興味深い現象があります。それはムズムズするなどの表現で、患者の状態によって色々ですが、治療が功を奏している印です。

治療効果は患者の過敏性と送り手の力量によりますが、これは、治療家の治そうとする「意識」に患者の体が反応するのではないか。これが能動的な意識――鍼治療の本質は道具やツボなどにあるのではなく、人から人へダイレクトに介される意識のようなエネルギーなのではないか。

背中に治療をして腹部や脈に影響が及ぶのは、術者の「意識」の力が大きく関係しているのです。

さて専門学校の入学資格は、高卒以上であれば年齢を問いません。そのため特に夜間部の学生には、定年間近の人がいることもあり、クラスの平均年齢が三十歳を超えることも珍しくありません。

学業年数は三年間。卒業してすぐ全く不自由なく鍼灸の臨床ができるかといえば、それは不可能というものです。それだけにどうしても、高年齢の人には焦りがあります。

特に近年の国家試験は筆記試験のみで実技試験がないため、授業では実習がおろそかになりがちです。

そこで実技担当の先生には、学生の方から「課外でなんとか、実技の補強をしてもらえないか」という要望がきます。

これは四十年も前の話ですから、私の赴任した学校は開校間もないこともあり、このようなことに鷹揚《おうよう》でした。特に高齢者の学生の要求は強いものがあり、まだ資格試験に実技科目があったにもかかわらず、授業の指導だけでは卒業後の開業には不安を感じていたようです。


私はそれらの要求に根負けして、課外授業をすることになりました。会の名称は「蘖《ひこばえ》鍼稜会《しんりょうかい》」。蘖は切り株から出た木の新芽をいい、学生達のことを表しています。稜は山の峰、努力目標を意味し、また実際に八ヶ岳などの登山もしました。

数年後、ますます希望者が増えて、「鍼灸積聚会《しゃくじゅかい》」と名称を変え、他校の学生も受け入れるまでになり、会はさらに発展、一九八〇年に名称を「積聚会」と改めて現在に至っています。

会の意図するところは、第一に東洋医学的な鍼灸の追究と普及です。

最近の鍼灸の臨床は、科学万能時代の影響を受け、どうしても病人を「物」として見る西洋医学的な発想になりがちです。そうなると臨床力が低下します。

積聚とは、腹部の異状をいう専門用語。「積」は癪《しゃく》に通じる言葉で、「癇癪《かんしゃく》を起こす」などと使われる文字の簡略形です。「聚」も腹部症状を指しますが、積より軽い症状。どちらも具体的には、お腹の痛み、硬さ、拍動のことです。

東洋的な発想は、「精気」ともいわれる気を根元的な力（エネルギー）とします。どうしてかといえば、宇宙のすべての物は精気が変化したものとするからで、これは『易経』の記載によります。

それを体に応用する時には、精気を生命と言い換えて理解します。腹部の積や聚も、精気である生命の異状と捉えます。

この考え方によれば、病気は生命の不調によるものとなりますが、その不調は積聚のような具体的な症状で判断できると考えます。

病状は、見えない生命の状況を教えてくれる指標、というわけです。

もちろん症状は積聚以外に、脈の異状もあれば体のあちこちの痛みや不調もあります。

これらはすべて生命力が弱っていることの裏返しですから、生命力を取り戻せば、どの体の症状も治まってくるという理屈になります。

この診方の特徴は、「体の症状はすべて、生命の弱りによる」と一元的に病を診るところにあります。

先日、二十五歳の女性が、二、三日前から左目が痛くて涙が出る、といってきました。よく話を聞くと、「一年前に足を滑らせて転び、尾骨を強く打ってしばらく立てなかったことがある」と言います。

確かに尾骨に強い圧痛があり、まだその影響は残っているようでした。そこで、痛む目ではなく尾骨の方を処置したところ、その場で目の訴えは治まったのです。

このことは、尾骨の打撲が徐々に生命力を弱め、一年経って、日常的に酷使する目に異常な症状が現れたと判断できます。それが、尾骨の圧痛を処置することで生命力が回復し、目にそれが反映したとみるわけです。

積聚会は、このように体を一元的に診る東洋的な発想を、一人でも多くの人に広めようとする団体です。

中国への視察旅行と中医学院との交流

鍼灸の専門学校に在籍していた時、同級生に私より十歳ほど年上の先輩K・Kさんがいました。彼は以前中国に長く滞在していたことがあり、特に瀋陽《しんよう》の事情に詳しかった。一九八七年、東京都鍼灸師会は中国（中華人民共和国）の医療機関の視察を計画、彼をその視察団長として派遣することになりました。

その折、昔の同級生のよしみから私にも話があり、同行させてもらったのです。視察したのは二カ所で、一つは、北京にある日中友好病院。これは、一九八四年に日本からの無償ＯＤＡ（政府開発援助）によって建設されたもので、百六十五億円の費用がかかったといいます。病院内は日本と同じような内装、雰囲気で、違和感はありません。その時、話題になったのはＭＲＩで、これは当時日本でも三台しか導入されていませんでした。さらに、ＣＴスキャンなどもあり最先端の医療技術を備えていたのです。

翌日、瀋陽にある遼寧《りょうねい》中医学院とその附属病院を視察。ここは一九五八年開校の医科大学で、二〇〇六年に遼寧中医薬大学と改名した東北地方で唯一の中医系医学教育学府です。

中医学院という名称から、中医学（ＴＣＭ）に基づいて医療を行う施設とわかります。中医学に基づく学部の構成は、基礎部、成人教育部、そして中医・中薬（漢方薬）・針灸部の三学部で、中医医療、中医骨傷（接骨）、針灸、中薬、製薬の五つの専門学科があるということでした。

さらに特徴的なのは日本語の針灸学科があったことです。授業も日本語で行い、『素《そ》問《もん》』の日本語訳を出版するなど、さすが旧満州地方の施設だけのことはあると感じました。

病院内の印象は、日中友好病院とは対照的で、内部は全体的に薄暗く、会計の受付の奥には百味簞笥《ひゃくみだんす》のように漢方薬の棚が壁一面に並び、窓口は大勢の人で溢れ、生薬の独特の臭いが待合室に充満していました。翌年には創立三十周年を迎えるとのことで、歴史を感じさせる雰囲気でした。

その半面、遅れている部分もあり、たとえばファックスがまだ一般的でなく、その説明に苦労したことを覚えています。現在の中国の状況からは信じられないことですが、三十数年前は、まだのどかな一面があったのです。


その視察旅行から間もなくして、遼寧中医学院から積聚会宛に、技術交流の提案が届いたのです。視察旅行団の一人として、私が学院を訪問したことが関係しているようでした。

技術交流とは、学院側が本場中医学を研修する場を提供し、こちらからは、私が教員や学生を対象に積聚治療の講義をする、というものです。研修内容は、具体的には中医針灸や気功などで、附属病院の見学や学生達との交流なども予定されました。

話は順調に進み、一九八八年八月七日、積聚会として初めての中医学研修団が成田から大連へと飛び立ち、大連からは列車で瀋陽に向かいました。参加人数は、男十三名、女四名の計十七名。当時、中医学院の院長は劉鵬挙学院長で、私たちは熱烈な歓迎を受けました。

瀋陽はかつて満州国の都でしたから一抹の不安がありましたが、中国側からは一切過去の話は出ず、むしろ今度来る日本人はどのような情報を持ってくるか、という関心のほうが大きい印象でした。


現在、アメリカやヨーロッパで普及している鍼灸医療はほとんどが中医学です。中国は、国を挙げて中医学を推しているようで、世界鍼灸学会連合会（ＷＦＡＳ）を強烈に後押ししています。その第一回設立学会が一九八七年に北京で行われ、私も参加したのですが、現在は五十三カ国百七十八団体が学会に加盟しているといいます。

日本の鍼灸は当時ほとんど世界に認識されておらず、中医学院との交流はその意味でも貴重で、その後も交流が続いて行きます。

八月十四日、大連を経て無事成田に帰り着きました。

瀋陽の遼寧中医学院との交流は、「りょうねい交流会」（事務局長は海老原譲治先生）と名付けて順調に始まりました。一九八九年には大学側から、技術交流のため教師と学生の代表二名が来日することもありました。

九二年の第五次研修団の派遣までは、毎年八月から十月にかけて研修は予定通り実行されたのです。

中医学理論は李徳新先生、気功は孫沢先先生の指導で指玄功《しげんこう》というものでした。こちらも鍼灸の専門家ですから理解は早いのですが、指玄功は道教系の内気功で、八六年に始まったといいます。これは初めての経験でした。

皆の関心を集めたのは、「眼鍼療法《がんしんりょうほう》」を開発された老中医の彭静山先生です。

この療法は、眼窩《がんか》周囲を八区分して、そこに東洋医学的な五臓五腑名と上・中・下三種の「焦」という特殊な概念を当てはめ、疾患をそれに対応させて鍼をする、というもの。脳卒中や顔面麻痺など主に首から上の疾患に有効のようでした。

眼鍼療法は眼窩周囲の治療が主なので、ほとんど衣服を脱ぎません。大勢の人が、椅子に坐って治療を待つ光景が印象的でした。研修生の何人かも、旅行で疲れた体を癒すべくその療法を体験していました。

私は毎回、客員教授として積聚治療を講演したのですが、中国人は『易経』に違和感がなく、そのなかの解説文をそらんずる人もいるほどで、理解は早いようでした。

研修の後は国内旅行をするのが定番で、各都市はもちろん、モンゴル、チベットにも足を運びました。

しかし九七年の第七次の派遣をもって、ひとまず定期的な派遣は控えることになったのです。

その年は日頃から厚誼《こうぎ》を頂いていた先輩のT・T先生が同行されたのですが、瀋陽に到着後の二日目に脳卒中を起こし、学院側の懸命な手当の甲斐なく客死されました。

先生は上海の復旦大学出身でしたが、日本の仕事先で電気事故に遭い失明されたと聞きます。「死ぬまでにもう一度大陸の土を踏みたい」と言っていました。

急遽、ご家族にも来ていただき中国でお葬式も済ませ、「さてどうするか」と皆で相談した結果、先生の思いを胸に秘め、予定通り長江の三峡下りをすることにしたのです。

ただ、その後、いろいろな社会情勢の影響か、あるいは日本で中医学の情報を得やすくなったためか、中医学院との交流も参加希望者が減り、団体を組むことができなくなりました。りょうねい交流会は、八八年から十年間にわたる計七回の活動をもって、休止することになりました。

アメリカでのセミナー開催と日米での書籍刊行

さて積聚治療は、その思想的背景を『易経』におきます。それは鍼灸師であり易者でもある前出の小林三剛先生の教えに始まります。意外なことに三剛先生から易を学び、アメリカのサンフランシスコで開業している島幹昌先生という日本人がいました。彼はアメリカにＪＡＡＦ（the Japanese American Acupuncture Foundation＝日米鍼灸協会）を立ち上げ、労を惜しまず日本の鍼灸師を招聘して、日本の鍼灸をアメリカに紹介していたのです。

話は少しさかのぼりますが、八九年春のことです。島先生が直接、関東鍼灸専門学校に来られ、「誰か良い先生を紹介してほしい」と三剛先生に頼まれました。そこで私が推薦され、早速、翌九〇年一月末にサンフランシスコとロサンゼルスでセミナーを開くべく、一人で渡米することになりました。

アメリカ人は鍼灸をどのように感じているか。アメリカで日本の鍼灸、それも『易経』を背景にしたものがどのように受け入れられるか、緊張しつつも興味津々でした。九〇年の八月には瀋陽に三度目の訪問を予定しており、かなり忙しいなか、英文のレジメを島先生と準備し、第一回目のアメリカセミナーは成功裏に終わりました。

その後、アメリカとの関係は、九八年に再度訪米するまで、何事もありませんでした。一九九八年六月、島先生から再度声がかかり、サンフランシスコで二日間のセミナーを持ちました。セミナーは午前に講義、午後に実習を行い、最後にQ＆Aの時間を設けて終えますが、質問の内容で、授業がどの程度理解されたかがわかります。

質問は非常に活発で、時間が足らないほど。ただ、中医学に慣れた受講生にとって、一回のセミナーで日本の鍼を理解するのはかなり難しく、特に易の発想に基づく治療は、なかなか理解し難いようでした。

たとえば「子宮内膜症にはどこに鍼をしますか」といった類の質問が多くあった。どうしても病名とツボを結びつける発想から抜けられないのです。鍼灸師にとっては、ツボの魅力はなかなかのようです。

これは現代人の即物的な物の見方そのものですから仕方がないのですが、私のセミナーでこれまでの治療法と違う点がはっきりと把握されなかった、ということでもあります。

積聚治療の核となる考え方はこうです。「人体を生命体とすれば、病気は生命の弱まりと考えられる。その現れ方は、同じ病名でも人それぞれ違うので、病名とツボの関係を固定化できない。

症状を治めるには生命力を高めるのが良策。そこで鍼灸治療は、生命力を高めるのに適したツボを選ぶのを第一とする」

私はセミナーでこの視点を理解してもらいたかった。

そのセミナーを終えた帰りの機中で、これはどうしても積聚治療についての英文の書物が必要だ、と強く感じました。積聚治療は、これまで小林三剛先生の『東洋医学講座』(緑書房)シリーズの第十巻が唯一の理論的な書物でした。しかし、それは英訳するのは難解で、新たにわかりやすいものが必要でした。

そのような思いが通じたのか、二〇〇〇年の春、医道の日本社から出版の話があり、二〇〇一年に通称「赤本」といわれる『積聚治療』を上梓することができたのです。

幸いなことに、これも島先生の紹介で、日本の鍼灸に造詣の深いダン・ケナー先生を知り、その英訳本が『Acupuncture Core Therapy』と題して二〇〇八年にパラダイム社から出版されました。

赤本の英訳本が出版される四年前の春のことです。突然、ダイアン・ユリアーノというアメリカ人女性から、「四月に東京に行くので会ってほしい」と連絡があったのです。彼女は、ボストンにあるＮＥＳＡ（New England School of Acupuncture＝ニューイングランド鍼灸学校）の日本鍼灸科の学科長で、かつ島先生主宰の漢方研究会の会員でした。

アメリカでは、一九七二年にニクソン大統領が訪中の際に報じられた鍼麻酔の話題がきっかけで中医学とともに鍼灸が注目されるようになり、ぞくぞくと鍼灸学校が設立されるようになりました。なかでもＮＥＳＡは一九七五年創立で、アメリカでは最古参の鍼灸学校です。

ダイアンは非常に積極的な人で、二人の同僚と私のところに見え、コーヒーを飲みながら話し合う内に、積聚治療が東洋思想本来の一元論に基づく独特な発想であることに気付き、早速「ボストンでセミナーを開いてほしい」といってきました。

彼女は日本のある鍼灸グループに属していましたが、さらに日本の鍼灸を究めたいという意気込みでした。

二〇〇四年の八月、私は当時、副会長の原オサム先生と加藤稔先生と共に、初めてボストンの地を踏むことになったのです。

通訳はダン先生、我々を入れて総勢十名のセミナーが、五日間にわたって開かれました。受講生は六人、その内女性が四人。授業は講義と実習ですが、講義にはスライドを使い、実習は互いの体を借りて鍼の持ち方から指導する、というものでした。

日本の鍼灸方法は現代的な発想とどこが違うのかが関心の的で、皆さんが熱心に細かい字でノートを取る様子は印象的でした。これがアメリカセミナーの第一回となりました。

アメリカでの『易経』にもとづく講義と実技指導

期せずしてアメリカの鍼灸師、ダイアン先生を知ることになり、セミナーは順調に広がっていきます。毎年八月には渡米しセミナーを開くのが恒例となり、夏休みはほとんど日本にいないことが多くなりました。

こちらからは私を入れて約十名の講師陣、受講者は毎回ほぼ三十名。講師陣が多いのは、実習はできるだけマンツーマンの体制を取りたいためです。

このようにしてセミナーを重ね、二〇一七年を私の最後の講習として、後を若い人に託することにしたのです。それまでに、〇四年の第一回から数えて計十七回のセミナーを北米各地で開催することができました。

セミナーの開催場所はボストンに限らず、ニューメキシコのサンタフェ、サンフランシスコ、サンディエゴ、ハワイのコナなどでした。

今ではダイアン先生以外にも、初級のセミナーを任せられる人が西海岸にもいます。彼女の名は、ティーシャ・マロン先生です。

毎回セミナーは、午前は私の実技供覧と講義、午後は講師陣による鍼の持ち方から始まる実技指導です。

実技供覧とは、実際の患者の治療状況を観察してもらう授業です。毎回の講義前に患者二人を治療し、ツボに拘《こだわ》らない一元的な鍼灸がどのように患者に影響するかを観察してもらいます。

モデルは主に受講者の患者で、日頃の臨床では手に負えないケースがほとんどです。時には受講者自身が治療を求めることもあります。その場でよい結果を期待することではないのですが、治療後に腰痛がなくなったり眩暈《めまい》が治まったりするなどはもちろん、往々にして思いがけない症状の好転もあり好評でした。

かなりの患者に共通することは、交通事故などの外傷経験者が多いこと、何らかのサプリメントを常用していること、現代医に相談しても埒が明かないため精神的に不安定になっていることなどです。結局、アメリカ人であっても日本の患者とあまり変わりません。

アメリカの鍼灸師は女性が圧倒的に多く、学校でも時にクラスの二十人全員が女性ということもあるようです。これは、鍼灸の患者に女性が多いことと関係があるかもしれません。もっとも日本でも女性の患者が多いですから、はっきりした理由にはなりません。

実技供覧に続く午前中の私の講義は、スライドを使い通訳を介して行います。必ず最初に『易経』に基づく東洋思想の話をし、それからその思想に基づく鍼灸の話をするという具合です。

易経は「宇宙は精気で成り立つ」という宇宙観を説く思想です。それを人体に重ねて、「人体は精気の固まりのようなもので、精気の状態を表わしている。だから症状は精気の異状を読む指標だ」と説明します。

このように病の原因を、常に精気に一元的に還元して考えようとするわけです。この精気という言葉が難しいようであれば、生命と置き換えてもよいでしょう。病は生命の弱まり、症状は生命力の状況を表わす指標ということになります。

午後の実習では、そのような考えを実際に体験してもらいます。まず、どの被験者にも左右の膝の内側に触れて異状の有無を確認し、異状があればそこに印を付ける。この異状は、本人が自覚していることもあります。

この異状性は生命の状況を表わす指標で、そこには直接鍼をするわけではありません。鍼灸治療の妙味は、患部を直接刺激しないで身体に変化を起こすことにあります。

治療は背部の定められた部位に行い、指標の変化を追うという方法です。もし指標に変化が出れば、それは生命が力を取り戻してきたと判断できます。

このように精気を病の根元として体を診ることのメリットは大きく、どのような症状にも対応できる上、治療の経過を把握でき、症状の本質を見失いません。

あとがき

本書は、月刊誌『ＷｉＬＬ』（月刊『Ｈａｎａｄａ』の前身）に二〇一二年一月号から毎月貴重な頁を頂いて、「コバヤシ鍼灸院」と題して連載されたものをまとめたものです。途中、編集部の都合で二回ほど欠載がありましたが、幸いなことに滞ることなく現在に至ります。

この連載の意図は、二つほど挙げることができます。

最近では、体の調子が悪いとすぐ病院に駆け込む風習が定着しつつあるようです。恐らくそれは、自分の体についての自己判断力が乏しく、病院に行けばなんでも応えてもらえ処置をしてもらえる、という錯覚が強くなっているからではないでしょうか。

しかし体調不良の芽は日頃の生活の中にあることは間違いなく、自分でその原因を把握できるようであれば予防も可能で、病気になりにくいのではないかと思われます。それには東洋的な発想は非常に単純明快で、体調の自己判断力を養うには非常に有意義。それをぜひ知ってもらいたいのが一つ。

今一つは、現代医学以外に鍼や灸の世界があることを知ってもらいたいことです。今の医学は、究極的には顕微鏡の医学ともいえるでしょう。今は見えない世界も工夫をすればいつか必ず見えるようになる、という前提です。それは人体の構造や働きを知るには適した方法ですが、その構造や働きの理由である見えない生命を知るには難しいのではないか、と想像します。

このことを大雑把に図式化すれば、今の科学に基づく医学は病体を分析することで生命の何たるかを解明しようとしている、それに対して鍼や灸は生命の存在を前提として病める人体を解釈しようとしている、といえるでしょう。

これは、対象に向かう手段の違いから来るともいえます。現代医学の、解剖したりCTやMRIでスキャンするなどの方法は、人体の内部構造を前提としています。一方、鍼や艾は薬のように体に摂り込む物ではなく、皮膚上から体の変化に応じる道具です。この方法は、往々にして科学的な方法では経験されない結果をもたらすもので、これもぜひ体感してもらいたい。

この連載の始まりは、筆者の治療を長年受療されている小森敦己氏の好意によります。

小森氏は偶然なことに、現雑誌『Ｈａｎａｄａ』の編集長である花田紀凱氏と知己の関係にあり、長年に亘る自分の鍼灸の受療体験から「このような治療や考え方を多くの人々に知ってもらうべきだ」と思われ、編集長を口説かれたと聞いています。毎月の小論採用を承諾された花田紀凱編集長のお蔭をもちまして連載を続けることができ、この度、百余回の内容からまとめて書籍化する運びとなりました。編集部の川島龍太、佐藤佑樹、野中秀哉諸氏には、毎月の連載を支えて頂き心から感謝申し上げる次第です。

【著者略歴】
小林詔司（こばやし・しょうじ）
1942年東京都生まれ。1965年上智大学経済学部卒。1969年東洋鍼灸専門学校卒。1972年東京教育大学（現筑波大学）教育学部理療科教員養成施設卒。同年太子堂鍼灸院開業。1976年から関東鍼灸専門学校講師を兼務。1980年から積聚会主宰。2007年関東鍼灸専門学校名誉講師。著書に『積聚治療』（医道の日本社）、『東洋医学講座　第10巻』（緑書房）、『Acupuncture Core Therapy』（Paradigm Publications）、『鍼灸治療のための易経入門』（緑書房）、『易の実践読本』（静風社）など。

からだが不調なら 冷えをとりなさい

いのちを支える東洋医学

2021年11月24日　第1刷発行

著　者　小林詔司

発行者　大山邦興

発行所　株式会社　飛鳥新社
〒101-0003
東京都千代田区一ツ橋2-4-3　光文恒産ビル
電話　03-3263-7770（営業）
　　　03-3263-7773（編集）
http://www.asukashinsha.co.jp

装　幀　鬱田昭彦＋坪井朋子
イラスト　佐藤まなか
印刷・製本　中央精版印刷株式会社

ISBN 978-4-86410-855-3

編集担当　佐藤祐樹　池上直哉　工藤博海